幸福商数
——健康心灵助你幸福

平 ◎ 著

金盾出版社

内 容 提 要

福商 —— 两个字影响你的人生。

幸福是一种能力。"幸福"不单单同物质基础是否丰富有关，"幸福"更取决于人的精神世界是否充实。为了提高大家的幸福感，作者经过20余年的思考，积8年的心血写作，完成社会学通俗读物《幸福商数》一书。

作者针对当下中国人幸福感普遍不高这一社会现象，提出了"幸福商数"这一概念，从自身几十年的经历出发，结合相关理论，对其内涵和外延进行了合理的阐述，并辅以生动有趣的语言，论述了如何面对影响"幸福商数"的因素，如"金钱""健康""爱"等。在"提高幸福商数"，学会"感悟幸福"的方法上做出了有益的尝试。

《幸福商数》的确是一本会带给你许多感慨、感悟、启发、启迪的书，它可能会使你因感动而落泪，因感触而静思。

幸福是每一个人为之梦寐以求而不懈追求的事情，幸福其实并不遥远，也许就在你的心中，也许就在你的身边。

封底摄影：攀攀

图书在版编目（CIP）数据

幸福商数：健康心灵助你幸福 / 平著 . —北京：金盾出版社，2013.11
ISBN 978-7-5082-8694-5

Ⅰ . ①幸… Ⅱ . ①平… Ⅲ . ①心理保健—通俗读物 Ⅳ . ① R161.1-49

中国版本图书馆CIP数据核字（2013）第 190692 号

金盾出版社出版、总发行
北京太平路5号（地铁万寿路站往南）
邮政编码：100036 电话：68214039 83219215
传真：68276683 网址：www.jdcbs.cn
彩色印刷：北京精美彩色印刷有限公司
黑白印刷：北京万友印刷有限公司
装订：北京万友印刷有限公司
各地新华书店经销
开本：705×1000 1/16 印张：14.75 字数：210千字
2013年11月第1版第1次印刷
印数：1～30 000册 定价：29.80元

（凡购买金盾出版社的图书，如有缺页、
倒页、脱页者，本社发行部负责调换）

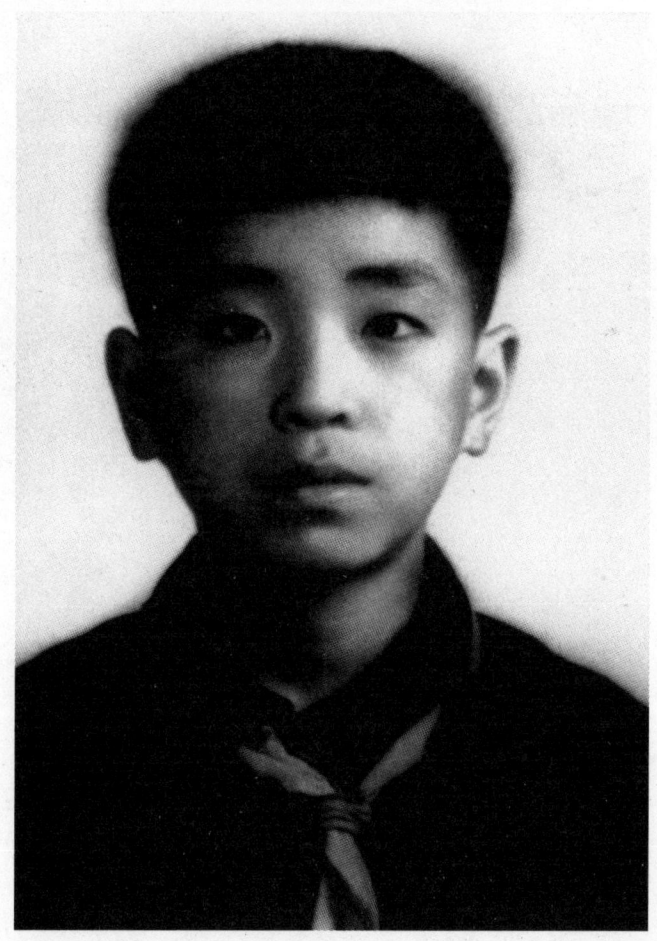

1966年的我。童年是幸福的,因为有姥姥,有爸爸妈妈。

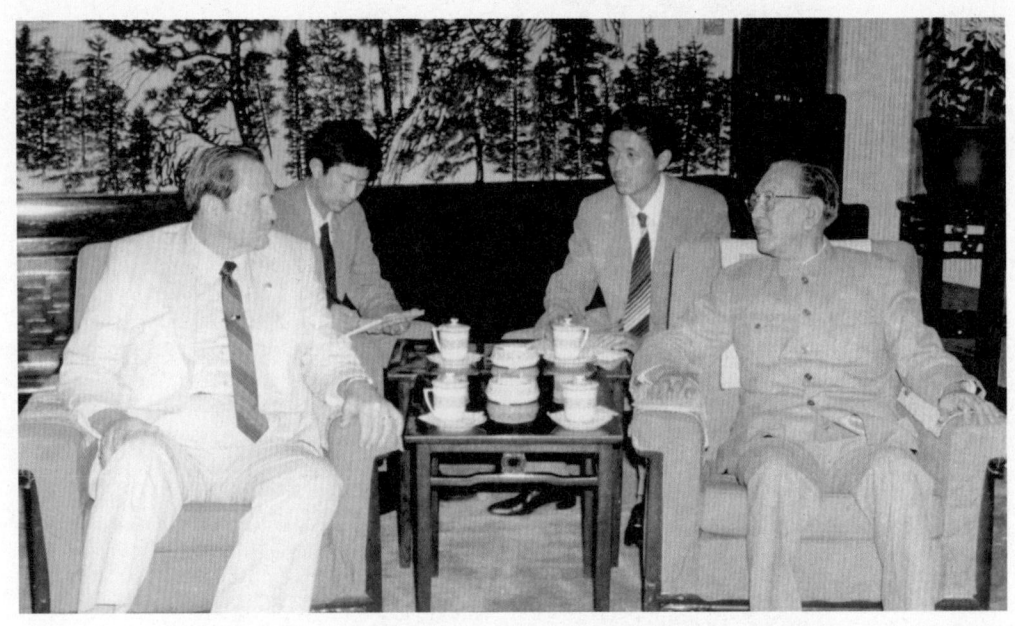

1985年5月,人民大会堂。为时任全国人大副委员长的耿飚同志做翻译,客人是堪萨斯州参议长托金顿先生。

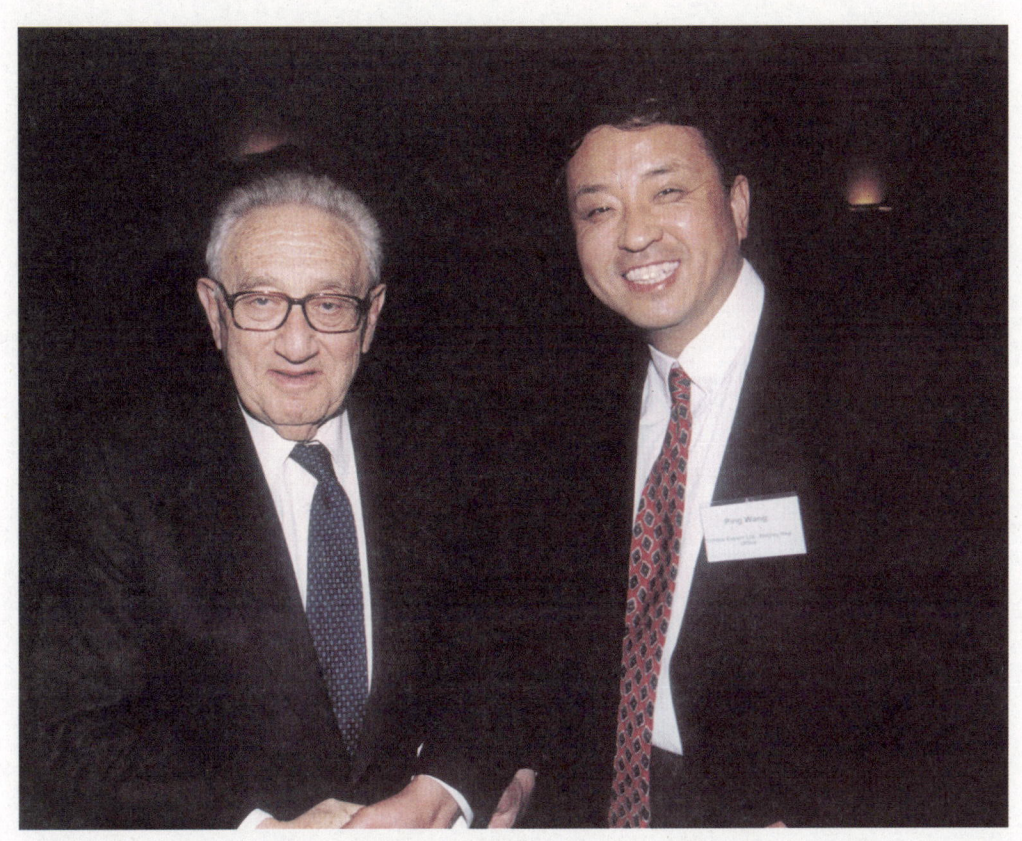

2001年3月19日，北京中国大饭店。作者与基辛格博士。

序

王平先生坐在我办公室的沙发里，滔滔不绝地谈论他的"幸福革命一二三"计划，已经有两三个钟头，茶杯里的水业已添了无数次，需要换茶叶了。

这位五十多岁的男子，已经度过了人生的坎坷期而正在享受秋天的收获，自信、开朗、充实、底气十足，满脸写着的是又在孕育一个新追求的躁动。我眼前浮现出另一个似曾相识的年轻面影，生涩、乐观、向上、不折不挠。那是青春时候的他，我的知青伙伴。随后，我们同期进入同一所中原历史名校，成为大学七七级幸运儿。随后，我们分开了，他后来去了海外……现在的他已经是坐拥事业的海归白领，刚刚从北京十三陵滑翔基地飞翔回来——这个娱乐项目也折射出他爱好冒险和刺激的人生态度。

"照你说，中国人的幸福商数不高？"我不无好奇地问，刚刚经历了他从智商到情商到福商的概念启蒙，说实话，我对三者的了解，只能分别对应略知、不详和白痴。

"是的！"他非常肯定。"改革开放以来的三十多年，中国经济超历史高速地发展，也超国际高速地发展，使得全世界都以羡慕、敬佩的眼光看我们。可是，中国国民的总体幸福指数，按照十阶梯排位，只徘徊在6～6.5之间，落在许多国家之后，这是不正常的。"

"唔……"我思考着措辞，"幸福嘛，按照你对它的理解，人各不同。中国有13亿人，或许就有13亿种理解……"我脑海里转动着一些有关幸福观的说法，诸如：

幸福与否，乃灵魂之事——德谟克利塔斯

肉体健康和灵魂平静就是幸福——伊壁鸠鲁

幸福是至善……幸福的人最明显的标志是他不缺少任何东西——亚里斯多德

生活中最大的幸福是坚信有人爱我们——雨果

做好事的乐趣乃是人生唯一可靠的幸福——列夫·托尔斯泰

什么是幸福呢？就是知足……别的没有什么——高尔基

健康的乞丐比有病的国王更幸福——叔本华

只要你有一件合理的事去做，你的生活就会显得特别幸福——爱因斯坦

幸福不在于拥有金钱，而在于获得成就时的喜悦以及产生创造力的激情——罗斯福

贤哉，回也！一箪食，一瓢饮，在陋巷，人不堪其忧，回也不改其乐——孔子

等等等等。

"理解可以不同，但中国人整体幸福指数偏低的测定却能说明一个问题。"他遥远的声音执拗地把我从沉沉遐思中拉回来。

"……能说明什么？物质富有了，不等于一定就幸福。贫穷同样可以有幸福感。"我脑海中又涌现出这样的鲜活例证：

一位国王病得很厉害，医生说只有穿上快乐人的衬衫才能治，于是派大臣出去寻找。

先找到全城最富有的人。富人听说原委后马上抱怨："我每天担心自己的钱被人偷了抢了，或是失火烧掉，我怎么会快乐？"

又找到宰相。宰相说："我每天怕别国侵略、大臣夺权、富人抗税、穷人造反，我怎么会快乐？"

最后找到一个晒太阳的乞丐，问他："你快乐吗？"

"是的，我很快乐。"

"那么，把你的衬衫借我们用一用好么？"

"好的。但是我没有衬衫呀？"

"是的，财富不等于幸福。"他同意。

"况且，"我的议论又来了："幸福是比较的结果。如果你比人强，满足感就会带来幸福感。如果你事事不如人，失败感当然换不来幸福感。"

"可是，中国人如果和过去比，整体上应该很满足了呀！"他坚持着。

想想也是。比起落后挨打失地赔银山河破碎经济凋敝租界华人与狗不得进入，比起军阀混战日寇入侵屠杀奴役流离失所生命犹如虫豸，比起遭受封锁物资匮乏左倾折腾天灾人祸宁喝"社会主义"西北风，今天吃饱穿暖出车住墅雍容富态大腹便便走遍世界都财大气粗，中国人还有什么不满足呢？

但是我执意地说："比较更多是个体而不是群体的，你不如你同事飞黄腾达，你不如你邻居富裕美满，你不如你同学事业有成，你不如你伙伴能挣会花……你心理就会出现落差。"

"恰恰是在这里，人们的观念出现了问题。"他强调。

"所以我说，"我不理睬他，"幸福应该是个体的感觉。至于它的定义……"我思忖着怎么说。

"幸福是对自己生命状态满意的一种主观感觉。"他立即给出了明确的答案。

"唔，你的归纳倒是很准确。"

"问题的症结就在这里！"他再次强调："你能否感觉到幸福，是和你的心理素质与生活态度相关联的。"

"哦？"我有些好奇了。

"所以，感知幸福是一种能力。"他终于如释重负地完成了对我的引导。

"……你是说……感知幸福需要能力？"我脑海里又浮现出一组画面：

渔夫躺在沙滩上晒太阳。

一位富翁看到了，问他为什么不去再捕些鱼。

他问再捕些鱼干什么，富翁说赚钱。

问赚钱干什么，说买大船。

问买大船干什么，说捕更多的鱼。

问捕更多的鱼干什么，说赚更多的钱。

问赚更多的钱干什么，说有了足够的钱就可以躺在沙滩上晒太阳。

渔夫说我现在就在晒太阳。

"Yes！"

"哦……好，好……但是，这里有什么问题吗？"

"问题就在于：大家对自己生命状态的满意度不够。"

"那说明，我们还没有很好地解决贫富差距拉大问题，人们还要面对许多的社会不公，我们的社会和谐程度还不够完美，这些都降低了人们对幸福的感知度！"我立刻找到了可以连珠炮般反击他的现实社会依据。

"是的，你说的是一个方面的问题，是从社会的角度看问题，而那些问题确实是需要全社会来共同面对和解决的。但我说的是另外一个方面的问题，是从自身角度看问题：大家应该提升自己的幸福商数——而这是我试图想要解决的。"

"幸福商数可以提升吗？"我不喜欢他美国式的自大，但很惊讶。

"是的。"他十分肯定。

"那么，"我犹豫着问："你想怎么样提高中国人的幸福商数呢？"

"请读我这本书。"他拍拍我面前的书稿，那是他一来就放在了桌子上的。

我随手翻开一页，看到他用重笔醒目标在上面的话："幸福革命一二三。一个名词：'幸福商数'。两个口号：'让13亿人知道什么是福商；让大家使用福商的频率同智商、情商一样高。三个目标：提高大众的幸福感，降低抑郁症发病率，降低自杀率。"

原来，他有这么大的"革命"计划！

"读你的书怎么能提高人们的福商呢？"我不依不饶。

"我试图让大家懂得幸福是一种能力，从而改变生活观、改变对幸福认知的角度和态度，从而能够更多地感受到幸福，从而提高国民总体幸福指数，从而使大家看到一个更幸福的中国。"

"唔……"我似乎有些理解他的意思了。"你是说，你在书里循循善诱地劝导人们要懂得幸福，不要幸福摆在面前视而不见？"

"是的。但不是用大道理，而是用实例，甚至是我的亲身经历和教训。"

"唔，你的奋斗倒是值得夸耀的……"

"我的人生里满载着酸甜苦辣,又有海外挣扎的体验,通过广泛的观察、尝试和对比,更多地领略到了幸福的真谛。我想凭自己的体会和过来人的身份,跟大家谈一谈应该怎么看待幸福,应该怎样感觉到幸福,应该如何珍惜幸福。如果读者从我的理解中得到一点触动,就圆了我的'中国梦',以自己绵薄之力,为大家幸福指数的提升作出一点点贡献。"

"……那么,我又能为你做些什么呢?"这是我今天几个小时的忍耐压抑着的问题。

"请你为我的书写个序。"

原来,绕了这么大的圈子,他今天是说这个来的,喝了我半桶矿泉水!

"……好吧,我就把我们今天的对谈写写吧。"我心里想的是赶紧送客。

"谢谢了!"他呼出一口长气,拿起登山包背在身上。

我想,现在我们两人的幸福指数都提高了。

廖 奔 作家
中国作家协会副主席 书记处书记

自序
这本书是写给谁的

凌晨3点29分。2011年4月22日。一觉醒来开始思考。想到这本书的受众究竟是谁的问题竟然越来越清醒，睡意全无。翻身起床想记下所思所想，一旁妻子半醒半睡嘟囔着："Honey，穿好衣服别着凉。"

这本书是写给全中国人民的。

这是8年前开始构思此书时一个特别明确的思路，因为全中国人民都渴望着幸福，渴望着提高幸福感，但是绝大多数人不知道何谓"幸福商数"（简称"福商"）。据作者考证，国人中知道"福商"这个词的人数可能只有区区几万或几十万，远远低于100万，能讲明白"福商"含义的人更是少到可以忽略不计。考虑到当前急速发展的中国社会中某些让人不安的现象，考虑到眼下中国国民总体幸福指数仍然不尽如人意，让全中国人民都知道什么叫"福商"，认识"感知幸福是一种能力"，是一项急需开展的事业。

一个能"撬动中国"的事业。

一个做起来会十分幸福的事业。

一个将提高中华民族整体"福商"，进而提高人民幸福感，提高"国民总体幸福指数"的事业。

一个协助实现"延长人民预期寿命一年"宏伟目标的终极事业。

一个功德无量的大事业。

这个世界上还有任何其他事情能比此事更令人兴奋，更令人激动，更令人幸福吗？

让13亿多中国人在最短时间内知道什么是"福商"。

这是一个口号，一个行动纲领，更是一个操作性很强的实施计划。在实现这个行动纲领的过程当中，中国人的"福商"自然而然会得到提高，幸福感也会随着提高。

首先，我想把这本书献给80后、90后和21世纪的宝宝们。我有一个80后的儿子，我还是一个21世纪宝宝的父亲。"养儿方知父母恩"。身为两个孩子的父亲，我深知天下的父母亲们在想什么。

平安、健康、快乐、幸福。

八字真言。借此机会送给全中国的80后、90后和21世纪的宝宝们。

人生真谛啊。有这八个字，其他方面我们就不担心了。学业、事业、婚姻、养儿育女、养家糊口，孩子们自己一定会处理好的。至于是否能成名成家，当个院士，当个大领导，当个大企业家，成为一个大慈善家，或者成为奥运冠军，或者登陆火星，对社会产生巨大影响等等等等，都不更重要。

一个快乐幸福的孩子不会让父母亲担忧。一个幸福的人一定是一个善良的人，一个好人，一个有益于人民的人；一个幸福的人一定不会是一个贪官；一个幸福的人一定乐善好施，助人为乐，见义勇为；一个健康快乐幸福的人一定更有可能传承中华民族所有的美德。

智商、情商、福商，都很重要，都要有，但是切记"福商"才是幸福人生之本，体会幸福的能力是你们一生中最最重要的一种能力，因为说到底，人生终极目标无非是"幸福"。

希望这本书能帮到你们。在你们的人生旅途中，愿这本书为你们点亮一盏灯，哪怕只是一盏小小的灯。

我把此书特别献给70后们。我的妻子就是70后。聪慧漂亮的妻子永远是我第一个忠实的读者和批评家。你的忠言逆耳让我获益匪浅；你的心智和心态，不仅仅是你的智商，更是你的福商，是支持我写出这本书的巨大动力和我所有文思的源泉之一；你是我这辈子有幸认识的人当中福商最高的人之一。让我们继续同甘苦、共命运、相互扶持、相互欣赏的人生。有你我很幸福，有你是我一生的幸运。

我还要把此书献给50后和60后们——我的老哥们、老弟们、姐姐们、妹妹们，特别是全中国的老知青和七七级的大学毕业生们。作为一个曾经下乡7年多的老知青和一名七七级大学生，我有很多话要对你们说。

幸福是一种选择。快乐不需要理由。活着就是最大的幸福，健康地活着更是最大的幸福。选择幸福，就选择了健康。试想，100个幸福感为5分的女人或男人和100个幸福感为9分的女人或男人，他们在10年、20年、30年后身体素质、体能、健康状况、抑郁症发病率、癌症发病率、自杀率等方面会有很大的差异。

更重要的是，选择幸福，你还选择了美丽，选择了魅力，选择了优雅，到80岁时很可能成为一个慈眉善目、人见人爱的老太太或是老头儿。

"40岁以前的相貌是父母给的，40岁以后的相貌是自己给的"。听过这个说法吗？

见过"苦"面相的老太太或是老头儿吗？几十年间数百万次各种各样面部表情一次一次刻在脸上，会成为您今后长相非常重要的一部分。

"日出东海落西山，愁也一天，喜也一天"。能欢欢喜喜过一天就千万不要愁眉苦脸去度日。

尽管心中的歌汇成河，心里的话涌起波，尽管我此时此刻有千支歌要唱，有万句话要讲，还是汇成一句话吧：敬祝大家平安、健康、快乐、幸福！敬祝大家在80岁的时候成为人见人爱、喜气洋洋的老头儿、老太太。

希望这本小册子你们能喜欢。

最后我要把此书献给20后、30后和40后们。你们是我的父辈和兄长。你们当中不乏当今最有声望的社会学、心理学、教育学等相关学科的专家。这本书是我的"抛砖引玉"之作，敬请各位前辈不吝赐教！敬祝你们生活快乐、幸福！

幸福的定义

幸福是对自己生命状态满意的一种主观感觉。

Happiness is a subjective feeling of satisfaction with one's state of being.

Definition of Happiness

主观感觉幸福指数

测量标准和方法

测量标准:

10 —— 非常幸福。

9 —— 很幸福。

8 —— 幸福。

7 —— 还算幸福。

6 —— 幸福感及格。

5 —— 不幸福也不痛苦。

4 —— 痛苦。

3 —— 很痛苦。

2 —— 非常痛苦,严重抑郁或有自杀倾向。

1 —— 自杀未遂或已经成功自杀。

测量方法——一个问题:综合考虑,您对自己日常生活的幸福感如何评价?用 1~10 表示,可精确到 0.5。

目录 Contents

引言 /1

第一章 幸福和幸福商数 /5

幸福商数的定义 /6

人生的目的和意义就是追求并体验幸福 /8

中国人的幸福感理应更高 /10

第二章 幸福的原则 /16

第三章 心智、心态和幸福的关系 /22

秘诀一：知足 /23

秘诀二：合理对比 摒弃攀比 /28

秘诀三：情商高的人更快乐 /29

幸福是心境 /35

第四章 健康和幸福的关系 /40

健康就是幸福 /41

适量运动增进健康，从而提升幸福感 /43

戒除坏习惯就意味着幸福 /52

过度劳累，谁为你的健康买单 /55

第五章 爱和幸福的关系 /57

长辈之爱：心中永远的幸福 /60

伴侣之爱：和谐的婚姻就是幸福 /63

子女之爱：养育子女的幸福 /65

让世界充满爱：大爱无疆的幸福 /71

第六章 友情和幸福的关系 /74

玛丽和波尔 /76

休和莫纳 /81

威尔森博士 /85

第七章 金钱和幸福的关系 /89

个人经历和感悟 /90

金钱和幸福的关系一言难尽 /100

金钱与幸福感有一定关系 /104

金钱同幸福不是直线关系 /107

君子爱财取之有道 /108

把钱花在什么地方 /110

第八章 工作和幸福的关系 /112

对待工作的三种态度 /113

态度决定一切,工作本应当是幸福的源泉 /117

如何从工作中感受幸福 /123

第九章 知识和幸福的关系 /131

知识就是力量,知识改写人生 /132

获取知识,获得幸福 /142

第十章 助人为乐,给予比接受更幸福 /144

帮助别人真的可以使自己感到幸福吗 /145

为什么帮助他人能使自己更幸福 /146

第十一章 幽默感——幸福的营养品 /151

幽默是幸福的营养品 /152

九种方法打造你的幽默感 /157

第十二章 多用快乐幸福的字眼 /163

积极的字眼可以令人更快乐 /164

为什么使用积极的字眼可以带来快乐的心情 /167

如何使用积极的语言暗示带来快乐与幸福 /172

第十三章 中国人真的没有信仰吗 /177

死亡与幸福的关系 /178

没有宗教信仰,不等于没有信仰 /179

作为一个整体,中国人从来没有对死亡恐惧的问题 /183

第十四章 如何面对不幸事件 /185

幸福是如何在不幸面前流失的 /186

为什么不幸面前会有双重人生 /191

如何远离不幸,重拾幸福 /196

第十五章 福商守恒定律——一个神奇的法则 /201

附言 希望寄托在 80 后、90 后身上 /204

附录 福商测试 25 题 /208

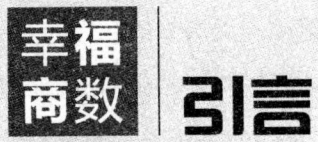

20世纪的某一天深夜。美国。人生最低谷的日子。窗外大雨倾盆，雷声阵阵，闪电不时划过漆黑的夜空。雨点狂乱地敲打着窗户玻璃。我泪流满面，手拿一把崭新锃亮的勃朗宁，枪口对着自己的脑门，手指放在扳机上，两眼直望着黑洞洞的枪口。

与死亡对视。

彼时彼刻，我大概是想弄明白自杀究竟对我有没有诱惑力。

遗传所致，骨子里是个乐观主义者，我知道自己并不想也绝不会自杀。枪是空的，没上子弹，是弟弟合法买来的，因为对弟弟买把枪担心到极点而收购到自己手中。两盒子弹从来没打开过，分别放置在家中隐秘的地方。

那一夜假想同死亡对视的人生经历也许同今天这本《幸福商数》有着某种关系，甚至有着不可分的重要关系。

人为什么活着？人为什么要自杀？何谓幸福？怎样才能获得真正的幸福？

自己半生的感悟能说明白吗？

无论如何，《幸福商数》是个尝试，抛砖引玉之作。

看着似乎向我挑衅的枪口，我想得最多的还是这个世界上最在乎我的那几个人：姥姥、妈妈、爸爸。他们对我几十年的教诲，他们的音容笑貌，他们的爱。

还有儿子。小学还未毕业的儿子。儿子每天开心的笑脸。儿子的爱。

我当然不会自杀。

时光飞逝，转眼到了21世纪。我的人生发生了翻天覆地的变化。个人经过深思熟虑后的重新定位，总计超过21 648封求职信的努力，使我从美国中部小城海归回北京，做着自己想做的事情，至今已经14年。

第二次成家立业。北京娶的妻子，北京出生的小儿子成为生活的重心。妻子和两个儿子是我力量和信心的源泉。工作的性质决定了我的使命感。不用找，它就在那儿。在中国为美国公司工作，既为美国创造了就业机会，又为许多中国科技部门、特殊研究单位提供了急需的高科技产品或稀有产品。每天的工作都是在帮助推动发展中美之间的经贸合作和科技交流，同时也尽心尽力在力所能及的范围内帮助巩固两国人民之间的友谊。

生活的大部分，平静而幸福。

2003年11月29日，从东京归来那个不眠之夜，我奋笔疾书，在一个大笔记本上写下本书的提纲和数个章节的部分内容，书名当时定为《一分钟快乐人生》。写作目的十分清楚：提高人们的快乐感、幸福感，降低抑郁症发病率和自杀率。2008年某日突发奇想，将本书改名为《幸福商数》，并为这4个字激动不已，激动了三年多。好歹凑足了约一半内容，六七万字的样子，开始接触出版社。出版社得知我的计划是写15万字，告诉我先写完再谈。奇怪的是，接下来的3年时间再没写出多少字，无论自己如何制订计划，如何想出各种各样激励自己的办法，甚至"戒"了电视，每天逼着自己坐下来，还是没有思路，有时竟然写不出一个字，写作成了煎熬。

到了2011年的4月19日，情况突然有了令我自己惊诧不已的变化。同两位朋友接触交谈之后，一夜之间突然像是变了个人。我开始体会到什么叫"文思如泉涌"，感到写作的思路突然不打一处来。坐下来或是一两千字，或是三五千字，进度大大提升。有几次凌晨3点多醒来，再无睡意，高高兴兴精神抖擞地煮上一壶咖啡，开始写作，一口气写到上午9点钟。

写作再也不是折磨，写作竟然能成为享受，成为一天最开心、最感充实和幸福的时光之一，成为一心向往的事情，完全出乎我所料。从内心深处缓缓流出的字句不知是否会打动他人，但至少先打动了我自己。

写什么不再成为问题，写作时间似乎成了问题。只要有时间，胸中似乎永远有写不完的东西。

从4月19日至今，我经历了自己生命中最有活力的一段时光。我感受到了前所未有的强烈的人生使命感。从事20多年的销售，突然发现找到了我最想推销、最有激情推销的东西：幸福。

我梦想成为一个专职"幸福推销员"。同世界上任何其他推销员不同，我推销的东西不可能用钱来标价。我不需要您用钱来买我推销的东西，但我有一个特殊的要求，需要您敞开心扉。

　　如果您走进大自然，让清新温暖的春风吹过您的面庞，吹过您的心坎，您就可以亲身感受春天的美好；如果您敞开心扉，让新的名词、理念和思想走进您的心田，您就能感受新的名词、新的理念、新的思想带给您的快乐和幸福。

　　让我们一起探索何为幸福，什么叫幸福商数，怎样能提高福商，从而感受更多幸福。

希望您能：敞开心扉。

第一章
Chapter 1

幸福和幸福商数

幸福商数的定义

"幸福商数"简称"福商",就是 HQ(Happiness Quotient)。"福商"可以通俗地理解为人在一生中体会快乐和幸福的能力。

同大家熟知的智商(IQ)——智力商数(Intelligence Quotient)、情商(EQ)——情感商数(Emotion Quotient)一样,每个人无论自觉与否,都有一定程度的"幸福商数"。"福商"决定了一个人一生的快乐有多少,幸福有几分。

福商有以下几个特征:

第一,人人皆有福商。众所周知,智商的研究已有近百年的历史,情商的研究也有近20年,而对于"福商"的研究仅仅是最近几年的事情。目前国内外学术界对"福商"并无确定的公式来进行计算,但是福商的存在同智商和情商的存在一样,是不可否认的事实。每个人都有福商,也就是说,每个人都天生具有体会幸福的能力。福商越高,越容易感受到幸福;福商越低,越不容易感受幸福。

第二,每个人的福商都会随着自己的"心智"在成长过程中发生变化。受心智的影响,福商会提高或是降低。一个人的心智会在无形之中受到周遭环境、身边各色人等的影响而产生变化,进而影响到自己的福商。

第三,在基本的生存条件得到满足的前提下,人的心智和心态是影响福商的第一要素。在基本生存条件得到满足以后,人的心智和心态对其是否幸福起到更重要的决定作用,而不是物质条件或其他外在因素。

孔子有个得意门生叫颜回。一次,孔子赞叹颜回道:"贤哉,回也!一箪食,一瓢饮,在陋巷,人不堪其忧,回也不改其乐。贤哉,回也!"就是说颜回这个人,有间破房子可以遮风挡雨,米缸里有点米,水缸里有些水,这样的日子如果换了别人愁都愁死了,而颜回却能"不改其乐"。由此我们可以看出,颜回是个福商极高的人,也就是说,颜回更容易感受到快乐与幸福,而颜回的高福商,完全来自于他聪慧的心智与乐观的心态。

在自身客观条件不变的前提下，任何人通过学习和训练，树立和培养正确的幸福观，都能在一定时间内甚至在短时间内（取决于个人的悟性）提高自己的福商，从而感受到更多的快乐和幸福。

第四，每个人的福商都可以通过一定的心理训练及行为训练得到提升。同智商、情商一样，遗传是一个人福商的重要来源之一。人生来就有差别，一个人是否天生快乐、开朗、乐观向上，必然在一定程度上受到遗传基因的影响。有的人生来福商就比别人高，比常人更乐观一些，更容易感到快乐和幸福；有的人生性福商低，偏悲观一些，相对不太容易感受到快乐和幸福。但是，我们有理由认为，后天的教育、培养，主观的努力、修炼，在一个人的一生当中更为重要，对自己一生是否幸福将起到更重要的作用。

无论一个人由遗传得来的那部分福商有多高或是多低，都能通过后天的学习和训练进一步得到提高。幸福商数的保持和提高，是一个人终其一生都要做的一件事，无论你是自觉自愿、积极主动、努力追求，还是浑浑噩噩、浑然不觉。

至于具体如何提高福商，我们会在本书后面的章节中详细谈论。

总而言之，无论一个人的生命旅途是平平淡淡、普普通通，还是跌宕起伏、灿烂辉煌，福商高的人过得更快乐、更幸福。

第五，悟性高的人，更容易提高自己的福商。一个人在生命旅程的任何阶段，都可以通过学习、领悟，来提高自己的福商，从而提高自己的生活质量。和一生基本不变的智商不同，一个人的年龄越大，福商越容易得到提高，因为年龄越大，人生阅历就越丰富，对福商的悟性相对会越高。

悟性高的人，某天某时听到某个人的一句话，就会产生醍醐灌顶、茅塞顿开的效应。

我有一位朋友同我讲过自己一次"醍醐灌顶"的经历：

朋友上大二的时候，有一个时期特别消沉。生性乐观的他不知为什么就是高兴不起来，觉得做什么都不顺，看什么都不顺眼。虽说同学们选举他当了班长，但他干得"死气沉沉",怎么也提不起劲头。有一天,他坐在年级大课堂的边上,心不在焉地等着教授来上课,情绪特别糟糕,简直糟透了。正在盘算是否干脆逃课,躲开这难熬的45分钟,一位碰巧坐在旁边的同年级的女同学轻声细语地对他说:"嗨,瞧你愁眉苦脸那样儿,怎么了?你看外边这天,这地,春光明媚,鸟语花香。你听见小鸟在唱吗?活着多好啊!"

那一刻,他呆住了。看着眼前这位娇小妩媚的女同学,顺着她的眼光向窗外望去,是啊,校园景色如画,四处青春美丽的气息扑面而来。身处全国的最高学府,原本应该是无忧无虑专心致志读书的他,怎么会有那么多的不开心?

朋友突然间感到一种震撼,为这位同学的温情好意,为她让他又领悟到活着的美好。深深的感动从心底如潮水般涌来,眼泪竟不由自主地夺眶而出。

"那是我一辈子都不能忘记的感动",朋友同我讲这个故事的时候,两眼闪烁着温润的亮光:"那一刻,我像是一下子变了一个人。从那以后,我再也没有消沉过。"

我在内心深处感叹着朋友的"悟性",长久思索着朋友这故事的含义。幸福,其实就在每一个人的心里,尽管有时你不一定感受得到。

人生的目的和意义就是追求并体验幸福

有史以来,人们对人生价值、生命意义的探讨从未停息。各种各样有关人生意义的理论、主义充斥着我们生活的每一个时代:从"为共产主义奋斗终生",到"人不为己天诛地灭";从"人的命,天注定",到"要创造人类的幸福,全靠我们自己"。如此种种,不一而足。

人究竟为什么活着?这个问题曾经并且仍然困惑着无数人。中国前几年一个22岁的大学生马加爵,因杀害4位同学而被判处死刑,在临刑前他仍然在思考这个问题,并试图找出答案。

其实这个问题没那么复杂。

人生的目的和意义就是追求并体验幸福。生命的终极目标就是幸福,幸福是高于其他目标的总目标。简单如此,毋庸赘言。

中国有一首几亿人在长达十年间每天必唱的歌曲,叫《东方红》。其中有一段歌词"他为人民谋幸福,他是人民大救星",出神入化地讲明白了为什么中国人民无限热爱和崇拜毛泽东,因为人民相信他为人民谋了"幸福",可见在人民大众心目中"幸福"的分量,可见最普通的大众对幸福的那种最朴素的向往与渴求。

近代世界最著名的文献之一,美国的《独立宣言》明白无误地提到幸福问题。独立宣言开宗明义,声称:"我们认为下面这些真理是不言而喻的:人人生而平等,造物者赋予他们若干不可剥夺的权利,其中包括生命权、自由权和追求幸福的权利。"《独立宣言》断定人人都有追求幸福的权利,而且该权利是"造物者"赋予的,"不可剥夺"。

哈佛大学有一门公开课叫"幸福课","幸福课"的讲师泰勒·本·沙哈尔博士在他的幸福学著作《幸福的方法》中提到这样一个事实:很多人会有无数个关于"为什么"的追问,比如:为什么要练得这么辛苦?为什么要赢得冠军?为什么要致富与成名?为什么要买好车、大房子与游艇……这样的问题无休无止。但是,当问题转化为"为什么要追求幸福"时,答案就是简单而肯定的——幸福是生命的一种基本需要。

幸福在所有目标中具有至高无上的地位,其他所有目标的终点,只是通往幸福之路的起点。中国先哲说"天下熙熙,皆为利来;天下攘攘,皆为利往",而从上述意义来考量,无论是名还是利,都不能与幸福相比,因为无论是追名还是逐利,无非是实现人生幸福的手段,正如15岁时死于贝尔根·贝尔森集中营(Bergen-Belsen concentration camp)的德国犹太少女、《安妮日记》的作者及主人公安妮·弗兰克所说:"生活本身的目的就是获得幸福,追求幸福让众生殊途同归。"

17世纪法国著名哲学家、数学家、物理学家帕斯卡曾说过这样一句话："人人都寻求幸福，这一点概莫能外。"对此问题，著名哲学家大卫·休谟则作如下表述："人类刻苦勤勉的终点就是获得幸福，因此才有了艺术创作、科学发明、法律制定以及社会变革。"

放眼我们周围的世界，无论国籍与民族、性别与肤色、职业与地位，每个人都在追求幸福。追求幸福与体验幸福，不但是人生的目的和意义，而且是人与生俱来的一种宝贵能力。

中国人的幸福感理应更高

中国人今天的幸福感有几何？同34年前的中国相比，同62年前的中国相比，同中国漫长的5000年历史中任何一段相比，中国人是否处于相对最幸福的时期？我们也许能举出一些颇具说服力的理由来证明答案是肯定的，但持反对意见的人或许能举出理由来证明答案是否定的。

2010年，白岩松出版的著作《幸福了吗？》就有意无意对此问题作出了回答，其中一些段落如实地反映了白岩松对中国人目前幸福与否所作出的描述：

这些物化的目标陆续实现，但中国人也逐渐发现，幸福并没有伴随着物质如约而来，整个人群中，充满着抱怨之声，官高的抱怨，位卑的抱怨，穷的抱怨，富的也抱怨。人们似乎更加焦虑，而且不知因何而存在的不安全感，像传染病，交叉感染。上面不安，怕下面闹事；下面也不安，怕上面总闹些大事，不顾小民感受；富人不安，怕财富有一天就不算数了；穷人也不安，自己与孩子的境遇会改变吗？就在这抱怨、焦虑和不安之中，暴力因子也在人群中快速增长，让人更加不安。幸福，终于成了一个大问题。

白岩松下边又接着说：

第一章　幸福和幸福商数

在一个十三亿人的国度里,我们该如何解决与自己内心之间的问题?我们人群中的核心价值观到底是什么?精神家园在哪里?我们的信仰是什么?

都信人民币吗?

我们的痛苦与焦虑,社会上的乱象与功力,是不是都与此有关?

而我们除了幸福似乎什么都有,是不是也与此有关?

幸福,成了眼下最大问题的同时,也成了未来最重要的目标。

可是,幸福在哪里?

白岩松不愧是当今中国出类拔萃的央视主播,语言犀利、深刻,很有震撼力。从某种角度上看,白岩松真实地描述了中国社会一个很严峻的问题。很显然,白岩松不认为今天的中国人有很高的幸福感。

"中国人快乐吗?"在 Google 上打进这 6 个字,在 0.11 秒内显示,你有 4 120 000 条数据可读,有人甚至以此为题目做了长篇文章。

2011 年 4 月 23 日的《参考消息》第 8 版有篇文章:《盖洛普:中国人幸福感偏低》。文中转载了美国《华尔街日报》4 月 21 日的报道:盖洛普民意调查所公布的 2010 年全球幸福度调查结果表明,只有 12% 的中国人认为自己"生活美满",多达 71% 的回答者认为他们生活艰难,17% 的人说自己的生活苦不堪言。

调查显示的状况同白岩松的说法有点神似:如果一定要对中国人的生活特点概括一下的话,最流行的描述之一就是"活得太累",不快乐!身无分文的时候不快乐,腰缠万贯后也不快乐;在被人家使唤的时候不快乐,到了使唤人家的时候仍然不快乐;在做学生的时候不快乐,打工挣钱的时候还是不快乐;在国内不快乐,折腾到国外还是不快乐。

中国人为什么不快乐呢?大家可能会说是因为我们不如美国人那样有钱。但根据上述调查显示,有 17% 的印度人对生活比较满意,16% 的越南人对生活比较满意,要知道,上述两个国家比我们更没钱,为什么他们的生活满意度要高于中国人呢?那些生活在美国的华人,收入比美国平均水平都高,为何还不如那些在美国等待救济的墨西哥人、黑种人快乐呢？

我们有理由质疑上述数据的权威性和可靠性，不认为我们同其他国家的人有如此大的差异，但我倾向于同意从整体上、从表面上看，由于文化种族等的差别，中国人不如某些外国人活得快乐。

提到快乐和幸福，有些人马上就会联想到钱和财富："等我有了钱，发了财，我就幸福了。"或者"我没有钱，怎么会幸福呢？"

同贫穷相比，财富在更多的情况下可以成为快乐和幸福的资本，但财富绝不能担保拥有它的人就一定快乐幸福。

急速发展变化中的中国，有钱人越来越多，然而，很多中国人却在以失去健康为代价去追求财富。据报道，宁波企业家协会有近千名会员（年龄大部分在50岁左右，最年轻的大约30多岁）在接受体检时发现，他们95%都处于亚健康状态，并且有不少人同时患有多种慢性病或其他疾病，其中患有高血脂的人占56%。只有5%的人处于真正的健康状态。

一个失去健康的有钱人很可能同时也失去了快乐和幸福。

人过于贫穷固然不容易快乐，但有些人富裕后，还是不快乐。网上有报道，在广东省民营企业家的一次聚会上，面对200多位"富人"，主持人请"认为自己解决了财富问题的人"举手时，所有的人都举起了手，但当主持人请"感到内心快乐的人"举手时，举手的人却只有一人。

纵观中国社会的各个层面，不可否认33年来我们取得了巨大的进步。但是，中国大陆每年有大约287 000人自杀而亡，据北京心理危机与干预中心估算，中国每年平均自杀死亡率已达22/100 000，竟然是世界平均自杀率的1.7倍。我国平均每两分钟就有1个人死于自杀，还有8个人自杀未遂。自杀在中国人死亡原因中已位居第五位，仅次于心脑血管病、恶性肿瘤、呼吸系统疾病和意外死亡。同时，每年还有超过200万人自杀未遂。这一现象，不能不引起社会的高度关注。

什么样的人会去亲手结束自己的生命呢？动手杀一个人是一件非常不简单

的事情，动手杀死自己，更需要强烈的动机和勇气。很显然，除了被强烈的信念驱使去做人体炸弹，只有不快乐不幸福到极点，或者说痛苦悲伤到极点的人，才会走上自杀之路。而与此同时，他们的离世，又为家人带来了持久的痛苦和悲伤，进一步影响到千千万万国人的幸福感。

这一触目惊心的中国社会现象，严重影响着国家整体幸福指数。

每年的9月10日是我国的教师节，但相信多数人不知道这一天还是国际预防自杀日。目前，自杀已经是我国青壮年人死亡的最主要原因，其中抑郁症又是导致自杀的头号杀手。据世界卫生组织和美国哈佛大学公共卫生学院预测，到2020年，抑郁症将成为世界范围死亡和残疾的第二大疾病。中国目前抑郁症的患者人数已经超过2 000万，而且随着生活节奏不断加快，生存压力日益增加，我国抑郁症患者的队伍还在不断扩大。关注心理健康，关注抑郁症患者，是全社会的责任，而我们要做的最根本的一件事，是关注他们的幸福商数，努力提高他们的幸福感，努力使他们从极不快乐、极不幸福的精神境界中逐步走出来。

在中国，从小学和初中开始设立幸福商数和幸福观教育课程，推行快乐教育，在全社会范围内对大众进行幸福观教育，显得刻不容缓，因为相对国力的发展，GDP的增长，城市、工业、农业的发展，个人财富的积累等等，人民大众精神层面的开拓和发展显得同等重要和不可或缺。

人们感受快乐与幸福的能力的高低，具备乐观向上情绪的能力的高低，直接影响着每一个人的身体健康、心灵健康和生活质量。我们每个人及全社会幸福感和幸福指数的高低，最终将无情地反映在社会的下列方面：

- 抑郁症发病率
- 癌症发病率
- 自杀率
- 人民的预期寿命
- 犯罪率

○ 社会生产率

○ 青少年的学习效率

这一切无时无刻不在影响着和谐社会的实现。

2002年某日我偶然看到一档电视节目，其中嘉宾和女主持人在进行对话，谈及幸福问题。台下是几十位青年男女，一二十岁的粉丝模样。嘉宾是一位颇有名气的作家，对在场的年轻人来说，作家话语的分量可想而知，但他的话使我大失所望，留下难以磨灭的印象。该位作家说："幸福？幸福对我来说太遥远了，那是人生一件可望而不可即的事情。我这一生都没有，也从不奢望达到幸福的境界。"

时隔多年，我仍然确信这是我看到过的最可能误导年轻人幸福观的一档电视节目。

就作家个人而言，我相信他说的是实话，是他自己对生活的感受和体会。但如此引导青少年，大错特错。

事实上，在任何一个国度、任何一个社会，在任何一个国度的任何一个历史时期，作为个体的每一个人的幸福感受都是不尽相同的。我们可以假设在任何一个历史时期都存在幸福的、不甚幸福的、不幸的和特别不幸的人群。我们在此讨论的目的是弄明白如何在当下，在我们漫长而又短暂的一生内尽可能提高我们的幸福感。我们每个人对自己身处的社会的影响可能非常有限，但我们对自己的内心世界，对自己的心境，应当拥有绝对的主动权。

急速发展的中国需要更多的精神快乐，中国的亿万青少年需要接受更多的快乐教育，中国的成年人需要提高自己的福商，而这些，并不是仅仅靠市政建设、提高工资水平、每个人都发大财等物质方面的发展变化所能解决的。

个人幸福商数的提高，对社会整体幸福指数的提高，将会起到事半功倍、四两拨千斤的效果，因为说到底，一个人福商的提高不依赖除心智之外的任何东西。

在下面十几个章节中，我将和大家详细探讨福商的方方面面，并和您分享如何提高自己福商的体会。

结论：

（1）人生的目的和意义就是追求并体验幸福。

（2）体会幸福的能力可以用福商来表示，福商与生俱来，但是高低各不相同。

（3）福商高的人更容易感受幸福。

（4）福商是可以提高的，每个人都可以通过提高自己的福商来获得幸福。

第二章 Chapter 2

幸福的原则

第二章　幸福的原则

快乐和幸福存在于使他人获得快乐和幸福之中，这是一条为很多人接受的道理。反过来说，你的快乐和幸福不能建立在他人的痛苦之上。符合这个原则，你比较容易得到真正的快乐和幸福。反之，你有可能最终得到的是痛苦，会因为伤害了别人的利益，或是造成了别人的痛苦而得到严厉的、千百倍的惩罚。

你的快乐和幸福不能建立在他人的痛苦之上。违背这一原则，生活将充满悔恨、懊丧、痛苦，何谈快乐和幸福？

多么简单易懂的原则，多么人人皆知的原则，多么容易被人忽略的原则，多么容易被人践踏的原则。

遵守这一原则的人，更容易得到真正的快乐和幸福。

怎样才算是不把自己的幸福建立在别人的痛苦之上呢？或许一千个人会有一千种解答，但我认为以下两点是必要的：一是要有仁爱之心，二是要有敬畏之心。

1. 仁爱之心　这里所说的"仁爱之心"，并非最高意义上的道德要求，而是最基本的道德要求——任何时候都不要用言语或行动伤害与你素无仇隙的人（或者无辜的人）。仁爱之心并非无原则的恕道，更不是基督教宣扬的那样"别人打你左脸，你要伸出右脸来等着他打"，作为获得幸福的一个基本原则，它的内涵代表的是一种对待万事万物的原则及方法，那就是以善意的心态面对他人，无论是有意的还是无意的，在任何情况下都不要用你的言语或行为率先伤害他人。

拥有仁爱之心，最重要的一点是换位思考。中国有句古诗：劝君莫打三春鸟，子在巢中盼母归。这是古代哲人将自己与小鸟进行了换位思考，体现了莫大的仁爱之心。说话做事能够做到换位思考的人，是一个怀有仁爱之心的人。怀有仁爱之心，时时处处懂得换位思考的人，又怎会无缘无故地伤害他人，把自己的幸福建立在他人的痛苦之上呢？

民国时期，金岳霖苦恋林徽因，林徽因对金岳霖亦钦佩敬爱。一日，林徽因愁眉苦脸地对丈夫梁思成说，自己同时爱上了两个人，不知如何是好。梁思成自己说："听到这事我半天说不出话，一种无法形容的痛苦紧紧地抓住了我，我感到血液也凝固了，连呼吸都困难，但我感谢徽因，她没有把我当一个傻丈夫，她对我是坦白和信任的。我想了一夜该怎么办。我问自己，徽因到底和我一起幸福还是和老金一起幸福？我把自己、老金和徽因三个人反复放在天平上衡量。我觉得尽管自己在文学艺术等方面有一定的修养，但我缺少老金那哲学家的头脑，我认为自己不如老金，于是第二天，我把想了一夜的结论告诉徽因。我说她是自由的，如果她选择了老金，祝愿他们永远幸福。我们都哭了。"

这是多么让人感动的爱情！梁思成绝不肯把自己的幸福建立在所爱之人的痛苦之上。可是更令人感动的还在后面——当林徽因把梁思成的话告诉了金岳霖时，金岳霖的回答是："看来思成是真正爱你的，我不能去伤害一个真正爱你的人，我应该退出。"此后，梁思成与林徽因夫妇再也没有谈起过这件事，而梁思成、林徽因、金岳霖三人也始终成为生死不渝的好朋友。

试想，上文中的三个人，如果任何一个违背了获得幸福的原则——不把自己的快乐和幸福建立在别人的痛苦之上，他们还会幸福、和谐、其乐融融吗？

2010年上映的古装大片《赵氏孤儿》中，晋灵公站在高台上，拿弹弓以射路人眼珠为乐，这就是典型的把自己的幸福建立在别人的痛苦之上，违背了这一获取幸福的原则，自己的幸福势必也不能长久。

不要用恶毒的言语攻击他人，不要因为逞一时的口舌之快而给他人带来伤害。有人自觉心直口快，什么话想说就说，完全不顾及所说之话给他人带来的感受与伤害。实际上，从一个人嘴里说出的话，可能会刺伤一颗敏感的心，给人留下长久难以弥合的创伤。民国名伶阮玲玉死于流言的中伤，死前感叹"人言可畏"，而那些散布流言的人面对阮玲玉的死，不会觉得良心不安吗？想到这件事，他们还会安心地享受自己的"幸福"吗？

只有怀着一颗仁爱之心的人，才会处处在意自己的言行，才会处处在意他人的感受，才会真正自觉地践行"不把自己的幸福建立在他人的痛苦之上"这一原则。

2．敬畏之心 人总要有点怕的东西，这点"怕"的东西，就是我们这里所说的敬畏之心。《论语》中云"孔子迅雷风烈必变"，就是说，每当孔子遇到打响雷刮狂风时，脸色都会变得恭恭敬敬，以表示对上天的敬畏。孔子又曰："君子有三畏：畏天命，畏大人，畏圣人之言。"就是说，君子有三件敬畏的事情：敬畏天命，敬畏地位高贵的人，敬畏圣人的话。

敬畏之心，就是要我们恪守自己的道德责任。我们绝大多数人都是普通人，但普通人自有普通人的道德底线。莎士比亚早就告诫我们：如果丧失天良，即使你用钢盔铁甲包裹起来，也是赤身裸体的。保持道德底线，至少下面的事是我们每个人都可以做到的：

遵守公共道德，不打架不骂人，不随地吐痰……这是《小学生守则》里面经常出现的、也最能体现一个人基本教养的要求。

不故意伤害他人，如果不小心伤害了别人，一定真诚地道歉以求得他人的谅解。

不要为了利己而损人；如果在利己的过程中无心损害了别人的利益，要尽量给人以补偿。

不要明知故犯。要有羞耻心，做了错事要勇于承担责任，不塞责，不诿过……

这样的道德底线还可以列上很多，遵守这些道德准则，正是怀有敬畏之心的具体体现。

敬畏之心，就是要我们保持谦逊的品质，对事物保持崇敬的态度。面对一些盲目自大、肆意诋毁前人文学成就的人，伟大的诗人杜甫曾写下这样一首诗来表达对其的厌恶："王杨卢骆当时体，轻薄为文哂未休。尔曹身与名俱灭，不废江河万古流"。同样的，几十年后，当时的人们非议李白、杜甫的成就时，另一大文豪韩愈挺身而出，写了如下的诗句："李杜文章在，光焰万丈长。不知群儿愚，那用故谤伤。蚍蜉撼大树，可笑不自量"。对伟大的人物、伟大的作品表示崇敬，这正是敬畏之心的体现。只有怀有敬畏之心的人，才懂得尊重前人的伟大成就，才不会把自己看得前无古人后无来者。正如英国学者斯蒂芬·柯勒律治写给他孙子的《幸福16书》中所示："要确信，没有什么比对过去的文化艺术表示出鲁莽的蔑视，而把当代的幼稚作品奉为人类最高和最精美的成就更能表明一个人骨子里的粗俗和缺乏教养了……敬重伟大的传统是一个有涵养的绅士不可或缺的修养，熟悉历史会让你有一种独特的品质，这种品质不仅稀有而且美好。"

人有敬畏之心，才能让自己的思想与行为不至放肆越轨，而一旦失去敬畏之心，那么用不了多久，他的幸福将随之远去。假设领导者不知敬畏权力、敬畏百姓、敬畏法律，就会胡作非为，损公肥私，甚至草菅人命；假设我们普通人不知敬畏法律、敬畏道德、敬畏良知、敬畏自然，就不知道约束自己的行为，而会肆意侵害他人的权益。总之，人如果没有敬畏之心，行为上就会不自觉地损人利己，甚至是哪怕不利己也要损人。比如今天的胡长清、成克杰、李真，比如更早的刘青山、张子善，他们都曾经权倾一时，为所欲为，正因为他们缺少敬畏之心，才会为了自己的"快乐和幸福"大肆侵害国家和人民大众的利益。而得到了终极的痛苦和惩罚，正是因为他们违背了这一条快乐和幸福的原则。

世界上数以千万计的罪犯，大部分可归类到因缺少敬畏之心而"为自己的快乐和幸福造成了别人的痛苦"这一类人中。

仁爱之心告诉我们，不应该把自己的幸福建立在他人的痛苦之上，如果违反了，就会受到自己的良心与道德的惩罚，从而失去幸福；敬畏之心告诉我们，不可以把自己的幸福建立在他人的痛苦之上，如果违反了，就会受到法律与舆论的惩罚，同样会失去幸福。这两点共同构成了"不能把自己的幸福建立在他人的痛苦之上"这一获得幸福的基本原则，只有践行这一原则，我们才能够有效地提高自己的福商，真正把幸福握在自己的手中。

第二章　幸福的原则

结论：

（1）获得幸福的原则就是不能把自己的幸福建立在他人的痛苦之上。在追求幸福的过程中只有践行这一原则，才能真正得到幸福。

（2）要想获得幸福，仁爱之心与敬畏之心必不可少。

幸福商数 | 第三章
Chapter 3

心智、心态和幸福的关系

第三章 心智、心态和幸福的关系

一个人一生感觉到多少快乐与幸福，很大程度上取决于他的心智和心态，而不是依赖于个人的外界条件、状况、他人或是事件，因为任何人，包括你的爱人、父母、子女、朋友，任何外在的东西，任何数量的金钱、物质，都不能"给"你或是"担保"你一生的快乐和幸福。

你自己的心智可以。

正如星云大师所说："在漫长的人生经验中得到的教训是：只有自己能给自己幸福。"

保持乐观向上的人生态度，坚持不懈地提高自己的福商，提高自己的幸福感和"幸福指数"，从而更多地体验人生快乐和幸福的3个"秘诀"。

秘诀一：知足

基督徒说"感恩"，佛教徒说"感恩"，中国人说"知足常乐"，说的都是一个意思。"知足常乐"是中国人安身立命的古老哲学，至今这一伟大哲学观念对我们人类树立正确的幸福观仍有不可估量的现实意义。

我在儿子很小的时候就开始给他灌输"知足"的观念。我跟他说，儿子啊，你每天淋浴的时候想没想过这会儿世界上有多少人没有干净水喝？三番五次地跟他说，时间久了，儿子慢慢接受了这个观念。最近一次又跟他提起这个话题，我老调重弹："这个世界上有成千上万，上亿的人天天都没有干净水喝。"儿子纠正我说："有10亿多人没有干净水喝，老爸。还有差不多10亿人每天饿肚子！"

每天早上从睁开眼睛开始，从淋浴开始，以"知足"的心态面对一天的生活，想不快乐也难。

这个世界上每天有多少人没有干净水喝？

多少人吃不饱饭？

多少人活不到14岁？

多少人活不到40岁？

有多少人死于各种癌症、艾滋病、非典、禽流感？

有多少人成为犯罪受害者而死于非命？

有多少人风华正茂突遭意外？

有多少人死于车祸、空难、海难？

有多少人死于海啸、地震、泥石流、核污染？

有多少人无辜地死于人为的恐怖事件？

有多少人死于战争？

更有多少人自己结束了自己的生命？

想到这些，我们没有理由不知足。

知足有一个底线，一个绝对的底线，这个底线就是活着。

我是说只要活着，就要知足。只要活着就要感受自己是何等的幸运。只要活着，就要快快乐乐地活好每一天。

知足不等于满足。知足并不等于满足现状，不求上进。一个人可以在知足、感恩的同时，永不满足自己目前的状况。这是不矛盾的。事实上我认为，一个人应当永远有奋斗目标，活到老学到老，要懂得知足，更要懂得不满足的重要性。

懂得知足的人，才有可能拥有快乐幸福的人生。在知足的同时懂得不满足的人，才能成为生活的强者，成为对社会有贡献的人。

当今世界物欲横流，人们似乎被无止境的追求财富、金钱、社会地位所左右，从而迷失自我。在我们满怀焦虑、嫉妒、抱怨，惶惶不安地渴望自己所未拥有的东西的时候，往往忽略了去感受自己已经获得和正在拥有的一切。

与其充满焦虑、忧心忡忡地去追求，不如欢天喜地、快快乐乐地去努力。不同的选择，会造成大相径庭的人生。

想想我们自己每个人生命形成的那一瞬间。

上亿个小蝌蚪争先恐后，拼命地奔向我们母亲身体中那个卵子。在这上亿

第三章 心智、心态和幸福的关系

个竞争者中，我们有幸钻进了妈妈的卵子中去。那一刹那，我们决定了其他亿万兄弟姐妹的命运。我们来到了这个世界上，开始我们快乐、幸福的一生，那上亿个兄弟姐妹再也无缘成为一个人。

幸运吗？岂止是幸运，我们个个都是绝对的奇迹。只是我们从未去这样想过而已。我们当年的运气要远远超过那些花30元人民币买奖券，中了3亿元大奖的人。

所以我们中国人总是说"人命关天"。人类对生命的尊重和重视不无道理。我们是经历了世界上最残酷、最无情的竞争，最终成为胜者，才来到这个世界上的。快乐和幸福应该是我们唯一的归宿。

2008年5月12日，汶川大地震的发生使6万多人在瞬间失去生命。在那些令全国人民伤痛的日子里，有多少幸存者和旁观者发出了这样的呼唤：活着就是最大的幸福！

2010年5月的一个早晨，我突然接到一位20多年的老朋友从美国打来的电话，告诉了一个令我十分震惊的消息，我们一位共同的朋友的儿子，25岁马上就要拿到硕士学位的沙沙，在前一天的傍晚死于车祸。我被这个消息震撼了，想到沙沙年轻俊朗的面容，想到仅仅在两个月前，儿子、沙沙和我们几家朋友在一起过周末的欢乐情景，我的心一瞬间沉到了底。沙沙是独生子，想到沙沙的爸爸妈妈，我更是为他们感到悲痛。沙沙15岁去美国读高中，由于工作的关系，沙沙的父母亲直到1年前才移民到美国，全家人团聚在一起，其乐融融的情景，仿佛就在眼前，而转瞬间，这一切都变了。才华横溢、前途无量、深受我们大家喜爱的沙沙，突然间永远离开了深爱他的爸爸妈妈。一个令人羡慕的美满家庭，突然陷入白发人送黑发人的痛苦深渊。

我们并不需要死亡降临在我们所关爱的人身上时才猛然醒悟，原来活着是一件十分幸运的事情。我们不应该时时需要汶川地震、玉树地震、福岛地震这样残酷的现实人生悲剧来提醒我们"活着就是最大的幸福"。只要时刻为活着而知足，珍惜活着的每一刻，只要每天早上醒来，睁开眼，心里想着，感谢老天爷，我活着，我是成功的，我要快快乐乐、高高兴兴地活好这一天，生活就会因此快乐许多，幸福许多。

我曾经特别关注过电影《超人》的男主角克里斯托夫·瑞夫的故事。1994年，克里斯托夫意外从马上摔下来，造成脖子以下完全瘫痪。昔日全美国家喻户晓的"超人"突然间成了失去行动自由、连呼吸都要有特殊的设备帮忙的不折不扣的残疾人，这种突然的巨变可以轻而易举地击垮任何人的精神。在一次电视采访中，主持人问克里斯托夫是如何对待自己瘫痪之后所经历的沮丧和挫折感的。出人意料，克里斯托夫告诉主持人，他真诚地认为自己是一个"幸运的家伙"。他不仅对自己的爱妻和孩子们为他所做的一切由衷地感到幸福和感激，更对当今飞速发展的医学能确保他得到所有必需的治疗而感到欣慰："如果事故发生在几年之前，我恐怕早就死了。"

超人的故事感动了很多人。我们中国的张海迪，从80年代初就开始感动中国，感动世界。张海迪的故事同样光彩夺目。

成亿成兆的我们的兄弟姐妹未能有幸来到人间，早在"蝌蚪虫"的时代就失去了成为生命的机会。成千成万的人在我们前头失去了他们或年幼，或青春的生命。成千成万的人每天都遇上各种各样的灾难而死于非命，使我们每个活着的人想起他们就心里难过。难道我们还有什么理由不能开开心心、高高兴兴、快快乐乐地过好每一天，还有什么理由不能活着一天就要幸福一天吗？

"人命关天"。让我们珍视生命、感激生命，为活着而知足，更为健康地活着而欢天喜地。

欲望和幸福

如今说自己"很幸福"的人越来越少了，经常听到的是"不幸福"。朋友们见了面有时爱"比惨"：这个说收入低，那个就说生活压力大；这个说工作不好，那个就说很忙、很累，没时间享受生活；这个说买不起房子，那个就说物价

第三章 心智、心态和幸福的关系

上涨……有些人会怀念二十几年前的日子，觉得那时单位里的同事做着相同的工作，拿着差不多的工资，没有什么好吃好喝好玩儿的，大家反而每天很开心。到底是什么造成了这种状况？为什么人们的物质生活越来越富裕了，幸福感反而越来越低了呢？其中一个重要原因就是，随着社会的发展，社会竞争的加剧，加上"先富"那部分人的示范作用，人们的欲望被挑动了，开始膨胀了，在膨胀的欲望面前，很多人再也无法找回当年的那个自己，而只能怀念逝去的幸福时光。

很多人都读过普希金写的《渔夫与金鱼的故事》，这篇诗歌童话在相当长的一段时期内被选入小学语文课本（不知现在是否还在小学语文课本当中）。诗中写到，一个老头儿和他的老太婆住在大海边"一所破旧的小木棚里"，老头儿天天撒网打鱼，老太婆天天纺纱结网。这样的日子应该是平静而幸福的。

后来有一天，老头儿打到一条金鱼，金鱼苦苦哀求，只要老头儿肯把它放回大海，它可以给老头儿丰厚的报酬。善良的老头儿没有要任何报酬，将它放回了大海。回到家中老头儿和老太婆说起了这件事，老太婆听后破口大骂，硬逼着老头儿去向金鱼要一只新木盆，金鱼满足了老太婆的要求。但是老太婆又破口大骂，让老头儿再去要一座木房子，金鱼给了她一座木房子。可是老太婆的欲望没有得到满足，她一次又一次地向金鱼提出新的要求：第一次，老太婆表示"不高兴再做平凡的农妇"了，她要做"世袭的贵妇人"，金鱼满足了她的要求；第二次，老太婆声称"不想再做世袭的贵妇人"，"要当个自由自在的女皇"，金鱼满足了她的要求；再后来，老太婆声称她已经"不高兴再当自由自在的女皇"，而"要当海上的女霸王"，并且要金鱼亲自侍奉她，听她使唤。这最后一次，金鱼不但没有答应她的要求，还收回了以前送给她的一切。

虽然这只是个童话故事，但道理极为深刻：人的贪欲是无法用物质来满足的，如果不克制自己的贪念，不但得不到幸福，已经拥有的也会在瞬间失去。

提高福商，除了知足之外，应该做的第二件事就是适度控制欲望。既要不失前进动力，有合理健康的欲望，又要懂得不被对物质对名利的无限制的欲望牵着鼻子走。

佛家有种说法叫"求不得，苦"。欲望过多，所求的东西过多，求之不得，每天就陷于痛苦之中。人的欲望一旦陷入无止境的"欲壑难填"之境地，被欲望牵着鼻子走，是不可能感受到真正的幸福的。欲望的适度控制能帮助一个人达到理想的幸福境界。

秘诀二：合理对比 摒弃攀比

在当今世界，有很多毒害人们心灵的东西盛行，其中危害最大的风尚之一，就是"盲目攀比"。这种害人不浅的风气，是造成很多人不快乐和不幸福的根源。

正确利用科学合理的对比，能让人感到快乐幸福。而不科学、不合理的对比，会让人痛苦、郁闷，以致积郁成疾。

那么究竟什么是"科学合理的对比"，什么是"盲目攀比"呢？很简单，能让你感到更幸福的对比是科学合理的对比，反之，让你感到不幸福的对比就是不科学不合理的对比。同比尔·盖茨比钱财，会使你不痛快；同奥巴马总统比权力，会使你自愧不如。这都是不合理的对比。但是，同自己10年前的收入水平比，也许会让你看到自己的进步和成就；同自己的父辈祖辈相比，也许会让你感到生逢其时的幸运，这显然是较为合理的对比。

雷锋有一句名言，一语道破合理对比的真谛："在工作上向标准最高的同志看齐，在生活上向水平最低的同志看齐。"

1955年，中国人民解放军首次实行军衔制，在整个评定军衔及授衔过程中，有的人哭了，有的人笑了。有些人进行各种对比以争取自己理想的军衔，而有些元帅、将军在得知自己被授予较高的军衔时，主动给中央写信请求降为较低的军衔，如罗荣桓元帅、许光达大将，他们都认为自己对革命的贡献比不上很多尚在的与已经牺牲了的战友，对党和人民给予他们的荣誉感到受之有愧。在这些人中，孙毅将军也值得一提。在得知自己被提名为中将时,孙毅将军主动给组织写信,说:"我只有从劳之苦而乏建树之功,在评衔时要宁低勿高,授我少将军衔足矣。"后来孙毅将军被授予中将军衔。

"生命在于运动,锻炼能抗百病;刻苦锻炼,保持康健;健康生快乐,快乐生健康;名利、地位观念打破了,精神才能真正愉快,思想上才能获得真正解放。"这是孙毅将军留给后人的名言。

从不盲目攀比,精于科学对比的孙毅活了整整100岁,被誉为"全国最佳健康老人""军中不老松",成为军中第一位百岁将军。共产党人是提倡科学合理对比的专家。"忆苦思甜"是共产党人试图提高人民幸福商数的最有趣的一大发明。尽管当年没有人知晓什么是"福商",包括发明"忆苦思甜"的人。

"苦不苦,想想长征两万五。""累不累,想想革命老前辈。"这两句话曾经鼓舞无数人度过了今天不可想象的艰难困苦,经常忆苦思甜,让每天吃窝窝头、红薯干的国人有了不少精神依托。

今日的中国,同34年前的中国相比,是两个完全不同的世界。同34年前的中国相比,中国人民今天正享受着自有五千年文明史以来最广泛的民主自由,最丰富的物质生活,最高的科技、文化、卫生和教育水平。可以毫不夸张地说,最近的34年是中国悠久的五千年历史中最值得书写的34年,是中国人最幸福的34年。中国人民的幸福感理应比过去高出许多。

摒弃盲目攀比的心态,进行科学的合理对比,是保持健康心态的一大秘诀,也是提高福商的重要方法。

秘诀三:情商高的人更快乐

情商是心智的重要组成部分。情商的高低在相当的程度上决定一个人是否快乐幸福。简单地说,情商的核心有三个方面:第一,洞察、辨析、理解自己的情感、动机以及欲望的能力；第二，洞察、辨析、理解他人情感、动机以及欲望的能力；第三，运用对自己对他人情感、动机以及欲望的洞察力和理解力，引导自己的行为，建立良好人际关系，使自己和他人获得幸福与快乐的能力。

美国行为与脑科学家、《情感智商》一书的作者丹尼尔·戈尔曼这样描述情商高的男女："高情商的男性，社交兴趣浓厚，外向而快乐，不易恐惧担忧，不喜沉思默想；热情投入，敢负责任；正义正直，同情关怀，情感生活丰富深厚，适度适当；对自我、他人与社会环境感到满意。"

"高情商的女性，敢于坚持自己观点，表达情感直截了当，适度适当（不会突然爆发失控，过后又追悔莫及）；自我评价积极肯定，有生活价值感；像男性一样外向爱交际，应激反应良好，易于结交新朋友；自我惬意满足，休闲娱乐自在，感官享受坦然。她们很少焦虑、内疚或沉溺于反思反省。"

对于高智商而低情商的男性，戈尔曼是这样描述的："智力兴趣广泛，能力多样化；野心勃勃，富于成果；呆板固执，不为自身事物困扰，爱批评，好挑剔，凌驾于人却又压抑郁闷；性与感官享乐拘束不自在。表情淡漠，超然独立；情感贫瘠，冷若冰霜。"

根据戈尔曼的描述，我们可以得出结论：情商高的人可能会比较快乐幸福。

我们曾经习惯于用智商来衡量一个人是否优秀，但事实上，智商很高而情商很低的人，有时会因为遇事走极端而走向不幸。

1991年，留美学生卢刚枪击杀人事件的发生，有其复杂的背景及原因。有不少文章专题进行了研究和探讨，在该事件的诸多方面存在针锋相对的观点，但卢刚是智商高、情商低的典型，似乎是不争的事实。

1991年11月1日下午3点30分，在美国爱荷华大学物理系凡艾伦大楼309教室，中国学生山林华和导师克利斯多弗·高尔兹教授、罗伯特·史密斯教授及新生小李等许多人在开研讨会。突然，中国留学生卢刚站起身，从风衣口袋里掏出装满子弹的手枪，向高尔兹、山林华和史密斯射击，一时间血溅课堂；接着他去二楼射杀了系主任,又回三楼对着几位垂死的受害者补枪;然后,卢刚奔向校行政大楼,在那里朝副校长安妮的胸前和太阳穴连射两枪,而后开枪自杀身亡。

被卢刚射杀的副校长安妮·柯莱瑞女士,是一位美国传教士的女儿,出生在中国。安妮没有儿女,对中国学生特别关爱。枪击事件后,发生在安妮的三个兄弟身上的故事,和那封三兄弟亲手写给卢刚家人的信,感动了无数的中国人和美国人。在病房,安妮的三个兄弟牵手祷告,决定以姐姐的遗产,为外国留学生设立一个心理关怀基金。在姐姐脑死亡后,三兄弟在亲人的遗体旁,写下致卢刚父母的信。这封注定要流传千古的受害者家属写给害人者家属的信,对这起令人发指、令人费解、令无数中国人和美国人痛苦难过的事件的平缓善后,起到了不可估量的作用,极大地缓解并引导了当时当地各方民众的情绪。

这封信堪称是对"情商"最高境界的完美诠释:

我们刚刚经历了这突如其来的巨大悲痛。在我们伤痛和缅怀安妮的时刻,我们的思绪和祈祷一起飞向你们——卢刚的家人,因为你们也在经历同样的震惊与哀痛。安妮信仰爱与宽恕,我们想要对你们说,在这艰难的时刻,我们的祷告和爱与你们同在。在这样痛苦的时刻,安妮一定希望我们心中充满怜悯、宽恕和爱。我们清楚地知道,如果此刻有一个家庭正承受比我们更大的悲痛,那就是你们一家。我们想让你们知道,我们愿意与你们分担这一份悲痛。这样我们就能一起从中得到安慰和支持。安妮也会这样希望的。

安妮的三位兄弟希望这封信被译成中文,附在卢刚的骨灰盒上。他们担心因为卢刚是凶手而使卢刚的家人受到歧视,也担心卢刚的父母在接过儿子的骨灰时会过度悲伤。唯愿这封信能多多少少安慰他们的心,唯愿爱能稍微减轻哪怕一点点他们心中的悲痛。

在此后的20年间,曾有无数的中国人在各种场合读到这封信时热泪盈眶,感受到心灵的震撼和洗礼。这是一封被害人家人写给凶手家人的信吗?这天使般的话语，难道真的出自凡人之口吗？没有一丝一毫的仇恨，只有理解、同情、宽恕和爱。在安妮追思礼拜会后的招待会上，安妮的三个兄弟穿梭在中国学生中间，他们明白中国同学们心中的重负，努力与每个中国学生握手交谈。大哥弗兰克握着一位中国留学生的手说："你知道吗？我出生在上海，中国是我的故乡。"泪水模糊了中国同学的眼睛，心里却异常温暖。笼罩爱荷华小城的阴云在渐渐散去，善后工作在不可思议的宽容和祥和的气氛中进行。

卢刚同他打死的数人之间有什么不可调和的矛盾，以至于非用此种同归于尽的方式来解决？一个简单的心理咨询或许就能避免的惨祸，却造成了很多毫无必要的痛苦和损失。死者之中有一位美国航天科学方面的专家，他所从事的研究因而要停滞 10 年。这起事件在当时造成了相当大的影响。当时我所在的公司总裁把我叫到他的办公室，非常严肃认真地问我公司的中国雇员中有没有任何麻烦的迹象。

天堂和地狱的区别，其实有时只是一念之差而已。

卢刚和安妮三兄弟的区别，犹如天壤之别。其中最重要的区别之一，是福商、情商高低的区别，是对人对己情感的洞察和理解能力的区别。我们应当很容易想象类似卢刚这样的人和类似安妮及安妮兄弟这样的人，他们一生当中感受快乐幸福能力的不同，抵御仇恨、嫉妒、愤怒等情绪的能力也不同。

当我第一次读到安妮三兄弟的信时，除了震撼和感动的眼泪，还使我不由想起母亲和外祖母对我们弟兄四人一生的教诲：恨不能消恨，爱才能消恨。母亲 7 个月时受教会洗礼，从小最崇拜 20 年代放弃小学校长职务转而一生专事传播宗教信仰的外祖父。尽管我的童年和青年时期在以"阶级斗争为纲"的时代度过，母亲和外祖母对我们无形之中的人文教育，还是在我们心底深处播下了"爱"的种子，几十年润物细无声的潜移默化，多多少少抵御了"恨"的侵蚀。流传在我们家的一句话是：咱们家的孩子不会恨。无论我们在自己一生中遭受什么样的磨难和挫折，遇到什么样的人，遭遇什么样的事，我们从来没有对什么人表达过强

第三章　心智、心态和幸福的关系

烈的仇恨。仔细想来，我这辈子迄今为止还没有一个"私敌"足以让我用上"恨"这个字来形容。我甚至没有一个在心中可称为"敌人"的人。为此，我感到欣慰和幸福。

试想今天的世界，如果人人都用"爱"去化解"恨"，该会减少多少杀戮，减少多少战争，减少多少自杀式炸弹袭击，减少多少恐怖主义活动，该平添多少快乐和幸福。

诺贝尔和平奖得主、南非总统曼德拉是高情商的典范。曼德拉因为领导反对白人种族隔离政策而入狱，白人统治者把他关在荒凉的大西洋小岛罗本岛上长达27年。在岛上，他每天都要从事繁重的体力劳动。因为是要犯，仅专门看押他的看守就有3个人。

1990年，曼德拉出狱；1991年7月，曼德拉当选为总统。在总统就职典礼上，曼德拉的举动向世人展示了什么是高情商，更使世界为之动容。

在总统就职仪式上，曼德拉说他很高兴当初看守他的3名前狱方人员也能前来参加这一历史盛会，并邀请这3个人站起身，以便把他们介绍给来宾。当年迈的曼德拉郑重地向3个曾关押他的看守致意时，在场的所有来宾以至整个世界都为之肃然起敬。

曼德拉说，自己年轻时是个性子很急、脾气暴躁的人，正是牢狱岁月使他学会了如何处理自己遭遇苦难的痛苦，让他学会了如何控制情绪，这是他能够在艰苦的环境中生存下来的根本原因。

"当我走出囚室，迈过通往自由的监狱大门时，我已经清楚，自己若不能把悲痛与怨恨留在身后，那么我其实仍在狱中。"讲到获释出狱当天的心情，曼德拉如是说。

我有一个朋友年轻时是一个坏脾气的人。从某种程度上可以说坏脾气、低情商毁了他的婚姻。正如曼德拉所说："感恩与宽容经常是源自痛苦与磨难的。"这位朋友情商的提高也伴随着刻骨铭心的心灵旅程。

朋友同我深入探讨过他婚姻失败的经历以及他由此而得到的对"情商"的深刻理解。当年朋友全家去美国已有数年，婚姻陷入不幸，妻子忽于一日离家而去，远赴另一城市同一个之前结识也有婚姻问题的男人走到一起。朋友陷入深深的痛苦、自责、悲伤及极度的嫉妒之中。痛苦难言的感觉每日无情地侵蚀着他的躯体，噬咬着他的五脏六腑，令他痛不欲生，每日挣扎在无法描述的地狱般的感觉之中。

一天上午，朋友像往常一样无心工作，独自一人痛苦地站在自己的办公室窗前，望着远方发呆，思绪又飞向远方弃他而去的妻子。想到处在不幸婚姻中的自己和妻子多年来饱受的种种情感折磨，想到自己的妻子现在又找到所爱，也许那个男人也经历了失败婚姻的苦难。突然间，朋友为自己妻子目前的状况感到一种深深的宽慰。

"两个经历了失败婚姻的人走到一起了。想到这里，我竟然不由自主产生一种不可思议的感觉，我为妻子能脱离苦难找到幸福而感到欣慰。"朋友静静地叙述着。

就在那一刻，朋友所有的痛苦感觉突然消失，心底深处涌出无比的平静。饱受煎熬的血肉之躯第一次感到没有痛苦、没有折磨的轻松。

那是一次"脱胎换骨""重新做人"的人生经历，朋友至今牢记在心。

朋友说那是他第一次体会到什么是健康的情绪，什么是不健康的情绪，以及两种情绪对一个人身心健康截然不同的巨大影响。他从此认定，不加控制的强烈的负面情绪和情感会从精神上以至肉体上彻底摧毁一个人，而健康情绪的获得，就在自己的一念之间。他第一次深刻体会到"爱"怎么会消除了"恨"。而没有了"恨"，满怀着"爱"的人是何等"自由"。

朋友的故事让我思索了很久。我们每个人都在追求幸福，但结果却大相径庭。为什么？因为真正的幸福无需刻意追求，它就在每个人的心里，就在你的一转念之间。人的心态可以把地狱造就成天堂，也可以把天堂折磨成地狱。福商高的人，感知幸福的能力就高，这样的人每时每刻都能感受到幸福的存在；而那些福商低的人，却在抱怨、愤怒、仇恨中使幸福渐行渐远。

幸福是心境

"青春"原本是实实在在、看得见摸得着的东西。比如十几二十几岁的年龄，比如红颜、丹唇，比如满头黑发，满脸光洁，满口玉齿，比如脸上没有一丝皱纹……但是，竟然有一位诗人和作家硬是把"青春"定义为"不是年华"，"而是心境"。

令人叹为观止的是，世界上有成千上万的已经青春不在的中老年人读了这位作家关于"青春"的文章，觉得和自己的理想境界不谋而合，更觉得青春焕发，继续认定一个理念：你觉得自己有多年轻你就有多年轻，从此更致力于保持心态的年轻，不再为迈入中老年而沮丧悲观。

这就是"心智"的魔力。

塞缪尔·厄尔曼的《青春》原文是英文，是难得的美轮美奂的漂亮文章。但我认为，其中文翻译更是字字珠玑，令人称奇。翻译者的大家风范显露于字里行间，值得所有从事外语翻译的专业人士品味学习。译文如下：

青春不是年华，而是心境；青春不是桃面、丹唇、柔膝，而是深沉的意志，恢宏的想象，炙热的感情；青春是生命的深泉在奔流。

青春气贯长虹，勇锐盖过怯懦，进取压倒苟安。如此锐气，二十后生而有之，六旬男子则更多见。年岁有加，并非垂老，理想丢弃，方堕暮年。

岁月悠悠，衰微只及肌肤；热忱抛却，颓废必致灵魂。忧烦，惶恐，丧失自信，定使心灵扭曲，意气如灰。

无论年届花甲，拟或二八芳龄，心中皆有生命之欢乐，奇迹之诱惑，孩童般天真憧憬未来。人人心中皆有一台天线，只要你从天上人间接收美好、希望、欢乐、勇气和力量的信号，你就青春永驻，风华常存。

一旦天线下降，锐气便被冰雪覆盖，玩世不恭、自暴自弃油然而生，即使年方二十，实已垂垂老矣；然则只要竖起天线，捕捉乐观信号，你就有望在八十高龄告别尘寰时仍觉年轻。

据说，1945年麦克阿瑟将军任驻日本占领军总司令时，曾把这篇文章镶嵌在镜框里，悬挂在自己办公室的墙上，之后流传到日本商界，为许多实业家和社会各类人物所珍爱。

又有传说克林顿总统也视该文为宝，把它置放在自己的椭圆形办公室的办公桌上，时常吟诵。

总之，世上无数人从这篇文章中汲取了精神力量，虔诚地改变了自己对青春的认识和感觉。

如果连青春都能随人的心态、心智而与渐渐老去的生命永远相随，那么幸福和快乐，这些纯粹属于心的感受，看不见摸不着的东西，更应是如此。

你可以用心智随时随地"创造"出自己想要的"心境"。

对此我有一次难忘的经历。大概是1996年，在美国，某个周末，我带当时13岁的儿子去看电影。一进电影院，儿子发现几个同学朋友也在那里，便匆匆离我而去，加入他的小伙伴中。那时我已经是数年的单身父亲，终日渴望着再有一个完整的家庭和一个相爱的伴侣。望着眼前电影院里成双成对的身影，合家欢乐的人群，我一个人孤零零坐在那里，形只影单，真不是个滋味。电影开映前人们的欢声笑语对我更像是折磨。

我闭上眼睛想，与其这样坐着难受不如做点什么事情，便开始在心里默默地背诵唐诗。那时因为教儿子中文，逼着他背了不少唐诗。在教儿子的过程中自己竟也背会了许多脍炙人口的唐代名家的长诗，而且从此发现背诵并不难，自己的记忆力也还凑合。我闭上眼睛，双唇嚅动着，尽量不发出声响，背了一首又一首：李白的《将进酒》《梦游天姥吟留别》《蜀道难》等。而后，我又开始背张若虚的《春江花月夜》：

春江潮水连海平，海上明月共潮生。

滟滟随波千万里，何处春江无月明。

江流宛转绕芳甸，月照花林皆似霰。

空里流霜不觉飞，汀上白沙看不见。

……

我特别喜爱张若虚这首诗。这首诗被誉为"诗中的诗，顶峰上的顶峰"，一千多年来使无数读者为之倾倒。我沉浸在诗人描绘的人间美景之中：月光在山山水水之间闪耀，春江笼罩在引人无限遐思的美丽月光之中。蜿蜒曲折的春江之水绕过红花遍地、绿草茵茵、春光无限的原野。月光似乎洗涤着人间万物，大地被浸染成如梦如幻的银白色童话世界……

整个世界此时此刻只有皎洁明亮的月光撒满人间，宛如神话般美妙的仙境，让我深深沉浸其中。不知不觉中电影院内开映前嘈杂的人声消失了，周围似乎一片静谧，我身心陶醉。孤单的烦躁和无名的不快感全都烟消云散，无影无踪，只有无以言表的让人心旷神怡的宁静和古诗中描述的人间仙境令我心驰神往。

那是一次永生难忘的人生经验。从此我再不怀疑"境由心生"，从此我深信人的精神世界比我已知的更奥妙，从此我更加了解自己对自己的能力太缺乏了解。这次人生经验使我领教了"全神贯注"的威力，也因而养成默诵诗词的生活习惯。

2005年10月30日，一个平平常常的星期天，我带着4岁的小儿子去麦当劳。麦当劳内熙熙攘攘，来自世界各地的各种肤色的男女老幼聚集在餐厅里，让人感到北京这个国际化大都市的热闹非凡。

我和儿子在僻静处找到位子相对而坐。儿子爱逗乐，是个天生的开心果。他看着我，露出他惯常的笑脸，我也微笑地看着他。儿子进一步做个小鬼脸儿，十分开心的样子。很显然，儿子在试图逗我开心。

强烈的感念突然从心底深处如潮水般涌来。心中充满对上天的感恩之情，感谢上天、感谢妻子给我这个儿子。心中又满是对儿子的感激，不可思议的眼泪竟涌满眼眶。"谢谢老天爷给我这么个儿子。"我在心中念叨着。"谢谢你做我的儿子每天陪伴着我，有你我很幸福。"我在心里默默地对儿子说。

我又联想到和自己深深相爱的妻子，想到在美国大学毕业已经开始工作的大儿子，想到我家中的其他亲人、好朋友们、可爱可敬的公司领导们、同事们……

思绪像一条无拘无束的河流，流向远方，流向我想去的任何地方。对自己曾经和仍然拥有的一切，妻子、儿子、家人、健康、朋友、工作，从心底涌出虔诚深沉的感激和感恩之情。我曾经经历了3年大饥荒，虽饱受饥饿的折磨，但没有饿死；经历了史无前例恐怕也后无来者的10年"文革"浩劫，饱受人为的无中生有的精神压迫和折磨，却没有受到伤筋动骨的摧残；最该读书的时候在农村劳动了7年多，虽然失去了宝贵的受教育的机会，但却练就一身健康的躯体，养成了读书的好习惯，最终成为七七级大学生的一员。虽然青少年时代历经磨难，但我赶上了中国现代史上老百姓绝无仅有的连续34年的好日子，成为亿万改革开放受益者当中的一个。

思绪如脱缰之马狂奔在脑海这个无边的大草原。前所未有的平静和舒畅、强烈的幸福感，笼罩着我身心的每个角落。那感觉犹如在享受取之不尽、用之不竭、滋润心田的甘露。

就这样，在麦当劳熙熙攘攘的人群之中，在一个平淡得不能再平淡的星期天的中午，我经历了一次令我终生难忘的感恩之旅。

幸福和快乐都是"心境"，你自己掌握着进入其中的钥匙。你只需要有能力去洞察、理解并主动选择去感受它们而已。

结论：

（1）福商与知足感成正比，与欲望成反比。越知足的人福商越高，不加控制的物质欲望越多的人福商越低。知足和不满足不矛盾。

（2）摒弃攀比的心态，进行科学的合理对比，是保持健康心态的一大秘诀，也是提高福商的好方法。

(3) 福商与情商成正比。情商越高，福商就越高。每个人都可以通过提高自己的情商来提高自己的福商。

(4) 幸福是"心境"，它就在我们每个人的心里，只要你有能力洞察、理解并感受它。

第四章
Chapter 4

健康和幸福的关系

健康就是幸福

拥有健康的身体是人生的理想境界之一。对于没有健康的人，对于原来有后来又丧失掉健康的人，对于先天或后天身体残疾的人来说，健康的身体往往成为梦寐以求、极度渴望的人生的最大幸福。

老约翰·洛克菲勒在他43岁时，建立了当时世界最庞大的垄断企业——美国标准石油公司。接下来的10年里，他玩命挣钱，玩命攒钱，结果在53岁时，他的健康状况严重恶化：头发不断脱落，甚至连睫毛也无法幸免，最后只剩几根稀疏的眉毛；肩膀下垂、步履蹒跚，看起来就像个僵硬的木乃伊；只能靠简单饮食为生，医生只允许他喝酸奶，吃几片苏打饼干；皮肤毫无血色，那只是包在骨头上的一层皮。他是当时世界上最富有的人，但只能用钱买最好的医疗，使他不至于53岁就去世。为什么？完全是因为忧虑、惊恐、压力和紧张。

医生警告他：或者选择财富与忧虑，或者选择他的生命。再不退休，"就死路一条"。洛克菲勒想通了，他不再以牺牲健康为代价疯狂地挣钱。他退休了，学习打高尔夫球，从事园艺工作，与邻居聊天、玩牌，甚至唱歌。他开始想到别人，掏钱赞助种种医学实验。他不再只想着如何赚钱，转而开始思考如何用钱去为他人造福。他忽然发现，"花钱"竟然比"挣钱"还要开心，一夜睡眠比一桩买卖更宝贵。后来，这个53岁时差点丧命的人，竟然活到了98岁。他真真切切地感受到了"幸福"。

曾有人演绎了一个"健康数论"：健康是1，其他所有的东西——譬如金钱、事业、爱情、婚姻等等都是0。有了前面的1，后面的0才有价值，才越多越好。否则，后面有再多的0，也毫无价值和意义可言。由此可见，人最宝贵的就是健康，正如法国文学家蒙田所言："健康的价值，贵重无比。它是人类为了追求它而唯一值得付出时间、血汗、劳力、财富的东西。"

毋庸赘言，健康就是幸福，而且是人生中最大的幸福之一。

但同时，我们必须指出，尽管健康同幸福的关系十分重要，健康并不一定是幸福的必不可少的条件。没有或失去健康的人也能感受到非常强的幸福感，身体残疾的人也能有一个幸福人生。

毕竟幸福只是"心境"而已，而心境只受大脑的控制。

人类历史上从来不缺少身残志坚的楷模。从当年苏联的保尔·柯察金、中国的吴运铎、美国的盲人作家海伦·凯勒，以及美国最优秀的总统之一富兰克林·罗斯福、扮演"超人"的影星克里斯托弗·里夫，到今天活跃在世界科学舞台上的美国科学家史蒂夫·霍金、激励中国数十年几代人的张海迪等等，都为我们树立了在失去健康以后顽强拼搏、创造人生辉煌的动人榜样。

2008年在北京举行的世界残奥会，让我们看到了无数身残志坚、乐观开朗、浑身散发着朝气、散发着阳光的残疾人。他们灿烂的笑容让我们不能不相信他们是幸福的。事实上，他们之中许多人的幸福感和幸福指数要远远超过一些四肢健全、身体健康的正常人。他们的身体也许残缺不全，但他们的心理素质往往优于常人。

有一个男孩，10岁时因意外触电失去了双臂，12岁时开始学游泳，进入了北京市残疾人游泳队，仅仅两年之后，他就在全国残疾人游泳锦标赛上获得了两金一银3枚奖牌。他曾向母亲承诺，在2008年的残奥会上拿一枚金牌回来，然而正在他为奥运会努力做准备时，高强度的体能消耗导致了免疫力的下降，他患上了过敏性紫癜，必须放弃训练，否则将危及生命。在放弃了足球、游泳之后，他把希望放在他的另一项爱好——音乐上，他开始学着用脚弹琴。我们知道，许多人用手弹钢琴都需要很多年才有起色，何况是脚？而这位男孩每天练琴时间超过7小时，奥运会时，只学了一年钢琴的他上了北京电视台的《唱响奥运》节目，当着刘德华的面，弹了一曲《梦中的婚礼》。接着，他弹着钢琴，与刘德华合唱了一首《天意》，让刘德华深受感动。2010年8月，在《中国达人秀》的现场，他空着袖管坐在钢琴前，弹响了那曲《梦中的婚礼》，曲子结束，全场起立鼓掌。

当评委问他这一切是怎么做到的时候,他说了一句:"我觉得我的人生中只有两条路,要么赶紧死,要么精彩地活着。"

这个男孩,就是感动中国的"中国达人秀"选手刘伟。我们周围更有许许多多同绝症斗争、活出光彩的人们。如果我们有朝一日失去了健康,我们一定要以这些伟大的、优秀的人们为榜样,继续在人生的道路上追求幸福,体验幸福。

但毕竟作为芸芸众生的我们,四肢健全,头脑发达,我们究竟应该怎样看待健康和幸福的关系呢?

首先我们要懂得珍惜,为拥有健康的身体而感恩。如果"活着就是最大的幸福"有一定的"真理"蕴含其中,那么"健康地活着更是最大的幸福"进一步说明了幸福的真谛。同包含刘伟在内的中国 8 000 万残疾人相比,我们真的没有理由抱怨。

我们的遗传基因无法改变。如果我们注定在生命的某个阶段要得一种遗传所致的疾病,只能尽力治好它。但是,对于我们中的大部分健康人来说,遗传基因不会成为问题,反而是我们的优势:我们因继承了父母传下来的健康基因而身体强壮,没有重大健康问题。

每个人的身体状况还会受到许多外界因素的影响,如自然环境、社会环境、从事的行业、工作条件、饮食习惯等等,不一而足,但是影响我们健康的最重要的因素,除去父母遗传给我们的基因,还有我们自身的生活习惯,我们的心态,以及我们对健康的认识和态度。我们是否有一个保持并不断促进自己身心健康的想法和计划,并付诸实施,决定了我们一生是否能保持身心健康。

适量运动增进健康,从而提升幸福感

"生命在于运动",很多人认为这句话是科学的真理。因此,有心人会根据自身的情况,经常参加各种各样的文体活动,通过自己的努力获得或是保持一个健康的身体。

如果你恰好不相信"生命在于运动",而是信奉"生命在于静养",我衷心祝你静养出健康,静养出一个好身体。殊途同归:如果静养能养出一个好身体,干嘛要瞎折腾,每天活蹦乱跳累自己折磨自己呢?

健康是目的,达到目的就好。

"健康是1,其余都是0。"这句近年来流传于江湖的话当属人生至理名言,应当成为我们所有人的座右铭。这就意味着一个人要随时随地尽量避免去做有损自己健康的事情,要对自己健康状况有一个清醒的评估。最重要的是,有一个适合自己的健康计划,无论你的计划是运动,还是静养。

我碰巧属于信奉"生命在于运动"的一类。自幼同千千万万同龄人一样,因为生活条件的问题而体弱,虽然并不多病。童年时得过一次肺结核,幸好及时得到治疗而痊愈。3年大饥荒时常常遭受吃不饱的痛苦,所幸家中一直还有吃的,总算活了过来,但落下个羸弱的身体,经常莫名其妙地头晕。

身体逐步健康起来得益于上山下乡。在农场劳动的七年半时间,我渐渐变成一个脸色微微黑红,身体健壮的成年人。游泳和打乒乓球成为终身爱好,使自己受益无穷。1977年考上大学,在校期间参加晨跑,参加学校运动会的中长跑项目,打排球,打乒乓球,单腿在大礼堂的台阶上蹦来蹦去进行锻炼,自己孤身一人在学校外面的小河沟里冬泳等等,竟然积累了不少至今回想起来颇有趣味的记忆。

近些年来在北京工作久了,长期在生意场混,渐渐也有了个啤酒肚。身体状况逐步走下坡路。困顿之中,有幸结识一位有名的体育运动大师,言传身教,使我受益无穷。从他身上学来的小小一招儿,竟然在相当程度上改变了我的日常生活,促进了身体健康,成为我保持健康的法宝和秘诀。

这小小一招,就是做俯卧撑。

第一次同这位老前辈见面是在1999年。当时他已近60岁,但接触中感觉他像不到50岁的人。老前辈笑声朗朗,侃侃而谈,身板结实得像个小伙子。闲谈之中讨教老前辈为什么会看起来如此年轻、健康、有朝气,老前辈不吝赐教,滔滔不绝,使我如沐春风,深受教育。老前辈一生经历了不少风风雨雨,为中国的体育事业做出过不可磨灭的突出贡献。不但经历了辉煌,也遭遇过挫折,但至今仍保持着一颗对国家,对人民的赤子之心。我好奇地问老前辈平时怎么锻炼身体,他提到自己锻炼身体的方法之一是每天做俯卧撑,现在每次能连续做100个俯卧撑。

我惊呆了,一个近60岁的老人能做100个俯卧撑?看着我惊诧不已的表情,谈兴正浓的老前辈俯下身来,在地毯上现场即兴表演了他的俯卧撑功夫。老前辈竟然一气连续做了整整100个俯卧撑,动作标准、利落、潇洒,赢得了我们衷心的赞美之词和热烈的掌声。

这件事让我惊叹了很久,并在此后很长时间内同许多朋友谈及此事,但是直到3年以后的2003年,我49岁那一年,才决定自己试一试看能不能坚持每天做此项运动来健身。

以下就是我自2003年以来进行俯卧撑锻炼的记录,此处的数量是指做俯卧撑的次数:

2003年　14 167

2004年　16 149

2005年　约10 000

2006年　约6 000

2007年　17 138

2008年　31 545

2009年　36 507

2010年　29 950

2011年是我进行俯卧撑锻炼的第九个年头,目标仍然同2009年一样,定在

36 500 个，即每天平均 100 个。

> 2011 年 1 月　2 132
> 　　　　 2 月　2 010
> 　　　　 3 月　3 200
> 　　　　 4 月　3 039
> 　　　　 5 月　3 160
> 　　　　 6 月　3 646
> 　　　　 7 月　2 230
> 　　　　 8 月　2 770
> 　　　　 9 月　3 343
> 　　　　10 月　4 000
> 　　　　11 月　4 000
> 　　　　12 月　2 970

年初 1 月和 2 月份因为感冒休息了十几天，因此亏欠了 1 758 个。7 月份到美国出差，在美国威斯康星河漂流数日，也影响了完成俯卧撑目标。其间曾产生畏惧心理，修改本年度目标为 32 000，到 10 月份实现历史最高纪录 4 000 个，信心大增，又一次修改回原定目标 36 500。

从 2003 年至 2011 年 12 月底，我总计做了 197 956 个俯卧撑。目前计划在 60 岁前保持每年 36 500 的目标，60 岁后视身体情况逐步降低一些。

9 年来的坚持过程感慨良多。回想当年第一次做的时候，勉强做了 10 个，弄得浑身肌肉痛，接下来一星期没敢再试。一星期后才再重新开始，慢慢坚持每天做几组动作，每个月争取做到 1 000 个。这样从一次 10 个，渐渐增加到 15、20、30、40……

2006 年数量剧减，只做了大约 6 000 个，原因是当年突发奇想，不满足于只是做一个简单的垫上动作，想做一些更"上档次"的健美运动，便找了一位健身教练，每天去小区健身房做各种器械运动，因而俯卧撑似乎成了小菜一碟，可有可无，几乎被放弃。但好景不长，有一天在教练的指导下做负重运动拉伤了肌肉。教练不但没让停下来，接下来几天还照常进行同样的运动，终于引起更大的伤痛，不得不完全停掉一切器械运动。

这次事故对我打击很大。对高薪聘请的健美教练失望之余，觉得还是一分钱不用花，既省时间又不用找场地的俯卧撑合乎自己的需求。想明白后我放弃了健身房，逐渐又恢复了做俯卧撑的习惯。

9年来从一开始做10个俯卧撑都难，到今天能一次做六七十个，每天能平均做100个，每月平均3 000个，体能的增强可以想象。

2006年时曾达到一次100个，最多一次做了110个。当时为了确认俯卧撑的质量，还录了像，仔细观察自己的动作。这一看不要紧，还真看出了大毛病：自己的动作极不规范，更不标准。从录像上看双臂既没真正下去，往上支撑的时候也没真正起来，似乎完全是在糊弄事儿凑次数。我又好气又好笑，没想到自己练了4年的"功夫"是这副模样。这不是自欺欺人吗？

认识到不足之后我下决心彻底改正动作，尽量做到标准、规范，杜绝虚假动作和充数现象。回过头来看这几年的进步，现在的一个俯卧撑至少能顶2006年以前的两个，加上数量的成倍增长，现在的实际活动量至少是2003～2006年间活动量的3～4倍。

增加的幅度是惊人的，回过头来看挺有成就感。9年来的俯卧撑运动，使我获益匪浅。首先自我感觉良好，身架有明显的改变，困扰自己多年的驼背问题有了一定程度的改善。其实胸部的发达不仅对于女性重要，对于男性也不可或缺。一个胸部肌肉发达、挺胸抬头的男人肯定更健康。常年做下来的结果是感觉身上有力气，体能的增加十分明显。

另外一个十分明显的好处是食欲特别好。经常有饥饿难耐的感觉，吃起饭来狼吞虎咽，像个年轻人。对中年人来说，能否保持旺盛的食欲是个不小的挑战。

我感觉由于多年来坚持做俯卧撑，这方面收益不小。另外我认为，适合自己的体育锻炼，效果要远好于任何中药西药。

总结起来，做俯卧撑锻炼有如下优势：

（1）极度节省时间。一组俯卧撑大概需时1分钟，每天3组不过区区3分钟时间。对于今天忙得顾不上健康、更顾不上抽出大块时间锻炼的脑力劳动者来说，这是一件不可思议的超级省时的锻炼项目。我想不出任何一个比这项运动更省时间而又有效的锻炼项目。相比定时去健身房，每天要找1个小时以上的大块时间，做俯卧撑无疑更容易坚持。

通常我的做法如下：早上起床第一件事马上做一组俯卧撑，然后刮脸、洗漱等，接着做第二组俯卧撑，然后冲澡换衣后再做第三组，中间间隔时间一般为10分钟左右。整个过程通常在20～30分钟内完成。

（2）不用找场地。做俯卧撑所需地方很小。卧室、客厅、办公室，甚至大一点的卫生间，都可用来做此项运动。我曾经在美国的加油站草地上，在僻静无人的候机室的某个角落，在美国首府华盛顿纪念碑附近的大草坪上，在许许多多的旅馆房间里做过这项运动。

我有在北京—纽约的往返航班上做俯卧撑的习惯。在飞机上找到那么大块地方，而且无人在场观看是件不容易的事。事实上你只能在夜深人静之时，趁着全飞机上的人都在睡觉或是在看一场电影的时候，在机舱的尾部找到那么一块地方：卫生间的过道和机舱过道之间的交叉路口。那是全飞机上唯一可以容得下我的身躯并可从容做俯卧撑运动的地方。

乘坐越洋航班是件挺辛苦的事情。苦就苦在13个小时中没有活动的机会和空间。最极端的事情是竟会有"经济舱综合征"的发生，甚至会因此出现个别人死亡的悲剧。很多人出于种种原因和种种顾虑宁愿坐在那里，一动不动，任凭经济舱综合征的发生，我的策略则相反。我会找机会尽量多走动，上洗手间，找人聊天，多喝水，因此需要更多地去洗手间等等。挖空心思寻机寻地在飞机上做

第四章　健康和幸福的关系

200个俯卧撑，我不知自己是不是独一无二，但至少我相信有这样疯狂经验的人不会很多。航程结束，精神抖擞地走下飞机，200个俯卧撑的效果立竿见影。

一切为了健康。其他考虑统统让位。

（3）确实有效果。这个题目毋须赘言。想象一下一个每天一大早以一二百个俯卧撑开始新的一天的人，他会处于什么样的身体和精神状态就可以了。无论这个人是20岁的小年轻，还是70岁的老年人。

多年来，做俯卧撑成了我的"万能药"，成了每天生命状态的准确无误的温度计。状态好，生龙活虎的，必然不会缺了这项运动。反之，一旦有几天连续未做，一定是状态不佳：或是身体有了小毛病，或是精神状态差，懒得做或没情绪做。

曾经有一次家中突然发生不幸，疲于应付飞来的横祸，痛苦和悲伤使我几乎崩溃，身心都处于疲惫不堪、极度低落的状态。无奈之中忽然想到做俯卧撑。拼尽全力做了几组，竟然感觉好了不少，觉得自己不会崩溃了。那以后每天坚持做俯卧撑，使我从自己生命历程的最大一次危机中逐步解脱出来。此后牢牢记住，有问题就做俯卧撑。

其间其实包含一个深刻的道理：我们的身体和精神是密切相关的。感觉、心境等这些精神层面的东西依附于我们的身体。良好的身体状态直接影响我们的感觉。剧烈的运动能激发身体内某种激素的产生，从而使人感到精神振奋，心情也会舒畅、快乐一些。

当然，常年坚持做任何一件事情都不容易。常年坚持做俯卧撑被事实证明是一件非常困难的事情。为了鼓励自己坚持做下去，我采取了不少策略，想了不少办法。其中之一就是尽量动员别人和我一起做，因为每次动员别人的过程等于又动员自己一次，自己给自己又打了一次气，加了一次油。这么多年来认认真真动员过的也有几十人了吧。动心的或是试着做几天的大有人在，但坚持下来的较少。坚持时间最长的应该是我儿子。曾经有一段时间我们约定在互联网上他设置的一个表格上每天填上自己做的数目以互相鼓励。

实际上"世上无难事，只怕有心人"。这里介绍几种策略和方法，能帮助你把这个简单的运动长期坚持下去。

（1）记日记。一定要有一个专用的本子，可以和日记本共用。记的内容尽量简单，记日记的好处是能时时提醒你记着做俯卧撑。一看日记，哎哟，5天没做一个了，不行，得赶紧补。没有日记很可能慢慢就忘记了。

记日记还有一个好处就是能完完全全、一个不漏地记录自己的辛勤和努力，记下自己的辉煌成果。一年到头，回头一看，哇，今年做了1万多个俯卧撑！那感觉金钱买不来。

（2）向身边所有说得上话的人宣传做俯卧撑的好处，鼓励、动员别人和你一起做。可能很难找到志同道合者，但是每一次努力都是在巩固自己的意志和决心，达到这个目的就行。我曾经有一段时间约好同时和几个朋友每天发短信通报个人做的数字，效果相当好。无论最后结果如何，激励自己的目的达到就好。

（3）向自己的家人夸海口，比如对老婆孩子、兄弟姐妹等等。不失时机地为他们做俯卧撑表演，汇报自己的进步情况，要求他们监督你坚持做下去。总之自己的亲人不会笑话你，反而会是最可能理解和支持你的人，求得他们的帮助至关重要。我2001年出生的小儿子自幼耳濡目染，老看见我在地板上做起伏动作，有一日突然自发模仿我做俯卧撑。刚刚两岁的儿子俯身在沙发上面，脑袋一上一下起伏摇动，身体其他部位保持静止，虽然绝称不上形似，但神似的样子令人忍俊不禁。多年来，每次看那录像都会让大家哈哈大笑。

儿子逐渐长大，慢慢会正儿八经做俯卧撑了。去年，在美国首府华盛顿纪念碑附近的林间草坪上游玩，我们又留下了父子共同在草地上做俯卧撑的珍贵录像。两个人之间这种相互影响不仅会留下终生的美好记忆，还会让孩子在潜移默化之中理解锻炼身体的重要性并学会如何锻炼身体。

（4）要有耐心，千万不要贪多图快，因进度慢而丧失信心。一开始只做力所能及的数目，比如十个八个。每天3组，费时3分钟足矣。此事的奥秘就是持之以恒，坚持多年效果必然显著。

长期坚持做俯卧撑的结果完全出乎自己意料：我的颈椎病竟然不治而愈。20世纪90年代的时候喜欢滑雪。有一次在科罗拉多滑雪时重重摔了一跤，腰背部受伤，落下个颈椎病，左臂常年有麻麻的感觉。在美国和加拿大居住的时候请医生和理疗师多次治疗也未见显著效果，但2003年以后不知不觉之中，左臂麻的感觉没有了，颈椎病竟然不治而愈。

就此请教医生得知，由于常年做俯卧撑，胸背部的肌肉发达，协助全身骨骼支撑身体的重量，身体对颈椎的压力减小，病灶部分因受挤压而产生的麻的感觉因而消失。

体育锻炼可以使人幸福，这已被心理学的研究所证实。心理学家对此有以下3种解释：

第一，因为体育锻炼给人以良好的感觉，进行体育锻炼的同时，你会感到正在掌控自己的身体和健康，而且随着自己某项体育技能的加强，人们可以感受到自身的努力和价值。

第二，适当的运动容易使人进入"流畅"的状态，并且可以使人暂时忘记烦恼和忧愁。在紧张与劳碌中，体育运动可以让人"暂停"一段时间——不要忽视这"暂停"的几十分钟，锻炼之后的那种舒畅感一般可以持续几个小时，这会极大地解除你的不良情绪，大大增加你的工作效率，从整体上提升你的幸福感。

第三，体育锻炼是一次与人交流的机会，因此，人们有可能通过体育锻炼获得支持和帮助，加深彼此之间的感情，从而减轻自己的孤独感和孤立感。

以我9年来坚持做俯卧撑运动的经验而言，我个人完全同意上述3种解释。而且，这3种解释在我坚持做俯卧撑、打乒乓球、学习飞滑翔伞等运动的过程中都得到了验证。

我深信，运动会给我们心理上带来良好的感觉。当你运动的时候，你收获的不仅是成就感，最重要的是收获健康。你的身体更健壮了，免疫力更强了，年龄的增长给你带来的问题也更少了——这是很大的一份幸福。

健康带来快乐，快乐使人更健康。

20世纪90年代，美国有一期商业周刊曾经列举了现代人生活和锻炼方式的可笑之处，文章中提到，我们是一个有怪癖的文明之邦：乘电梯到二楼，然后购买电子攀登器来保持腿部线条；开着车到便利店，然后又匆匆地回到运动踏车上。还有，我们靠机器来节省人力，反过来，又购买其他机器辅助锻炼，防止身体垮掉。其实，我们身边就有天然的运动场，我们完全没有必要一定到健身房弄得气喘吁吁、大汗淋漓。有人可能会说："我们没有大块的时间来运动，我们的家里又不是好的运动场所，所以无法保持良好的运动习惯。"在这里我要说的是，其实这些不过是借口罢了。很多人就不断地这样为自己找借口，然后抱怨自己的身体怎么总是出问题，任由健康原因导致自身幸福感下降。

无论你现在拥有什么，拥有多少，我们还是要再告诉自己一次：健康是1，其余都是0。没有健康，幸福就如同水中月，镜中花。这一点我们都应当时时铭记在心。

戒除坏习惯就意味着幸福

英国诗人、文学批评家、剧作家德莱顿说过："坏习惯在不知不觉中养成，就像小河汇成河流，最后变成大河奔向海洋。"在不知不觉的日积月累中，我看到某种精神积习在一个人身上逐渐壮大，终至整个身心都遭到损害，最后，他因为某种习惯牺牲了自己的健康、个性乃至生命。

在医学上，有些坏习惯被认为是一种近似强迫症类的神经官能障碍，美国教育家、生活顾问朱迪丝·赖特给了它一个名字——隐形上瘾。赖特在其著作《隐形上瘾的解决方案》中声称，人们日常生活中大量无节制的习惯性举动都可归为

第四章　健康和幸福的关系

隐形上瘾，而且大多数人都不同程度地面临这类问题，如嗜烟、酗酒、暴饮暴食、晚睡晚起等。

很多坏习惯其实是人们自我放松的一种本能反应，比如有些吸烟者，吸烟让他放松、减轻压力、缓解不良情绪、活跃思维等，正因如此，鲁迅先生才会在文章中称："点上一支烟，继续写为'正人君子'之流所深恶痛疾的文字。"再如，著名作家路遥有篇文章叫《早晨从中午开始》，是他获得茅盾文学奖之作品《平凡的世界》的创作随笔，其中写到了他写作的状态就是"早晨从中午开始"，为什么这样呢？我们看一下路遥自己是如何描述他的生活习惯的："在我的创作生活中，几乎没有真正的早晨。我的早晨都是从中午开始的。这是多年养成的习惯。我知道这习惯不好，也曾好多次试图改正，但都没有达到目的。这应验了那句古老的话：积习难改。既然已经不能改正，索性也就听之任之。在某些问题上，我是一个放任自流的人。通常情况下，我都是在凌晨两点到三点左右入睡，有时甚至延伸到四到五点。天亮以后才睡觉的现象也时有发生。"

鲁迅先生在写那些"为'正人君子'之流所深恶痛疾的文字"时，会习惯性地先"点上一支烟"；而路遥写小说时，则习惯"早晨从中午开始"。我深信如果不让鲁迅"点上一支烟"，或者如果不让路遥"早上从中午开始"，一定是会影响他们的创作速度甚至质量的，从某种意义上说，他们的习惯有助于他们那些不朽之作的诞生。但是，我们也不应忽略下面的两个基本事实：鲁迅逝世时年仅55岁，这在当今应该算是中年，而且他的去世与其长期患有的肺病密切相关，我们不妨作出一种假设——假如鲁迅先生没有"点上一支烟"的习惯，是否他可以活到65、75岁，写下更多的"为'正人君子'之流所深恶痛疾的文字"？而路遥，去世时年仅43岁，可谓英年早逝。人们说路遥是累死的。我们再假设一下，假如路遥的创作习惯不是"早晨从中午开始"，他是不是可以更加健康地活着，写出更多的传世之作？

吸烟、喝酒、暴饮暴食、晚睡晚起等不良生活习惯会对我们的健康构成极大的危害，在当今已经成了人们的共识。我们上网随便搜索一下，相关信息便铺天盖地，因此这部分内容在此我不打算详加叙述。在本书中，我曾经表达过这样的观点："活着是最大的幸福。"肉体的存在是我们感受幸福的前提；而只有身体健康，我们才能更幸福地活着。要保持身体健康，我们一定要做的就是建立好习惯，改变坏习惯。

哈佛大学的泰勒·本·沙哈尔博士在其著作《幸福的方法》中，专门用一个章节来探讨如何调停现在与未来。在书中，他举了个生动形象的例子：

我发现汉堡类型和人的生活态度是如此地相像：

第一种汉堡虽然口味诱人，但是标准的"垃圾食物"。吃它等于去享受眼前的快乐，但同时也预定了未来的不悦……

第二种汉堡口味很差，里面全是蔬菜和健康食物，吃这个汉堡可以确保日后的健康，但我会吃得很痛苦，无法去享受它的美味……

第三种汉堡最糟糕，既不好吃也不健康：如果吃了它，我不但现在无法享受美味，日后还会影响我的健康……

以上3种类型之外，还有最后一种。会不会有和第一种一样好吃，也和第二种一样健康的汉堡呢？一个包括了现在和未来好处的汉堡？

最后这一种就叫做幸福型。一个开心，活得有把握的人，因为他的所作所为，不但带给他目前的快乐，也能引导他走向成功的目标。

（《幸福的方法》，泰勒·本·沙哈尔著，汪冰、刘骏杰译，当代中国出版社）

我想说的是，我们的很多不良生活习惯，就像在吃上述第一种甚至是第三种类型的汉堡，虽然你享受了眼前的快乐，但同时也预定了日后的不悦。生命对于我们每个人来说都只有一次。每个人都有自己对生命的理解，也都有自己的追求，但是无论有怎样的追求，我们不要忘了，最终的目标是获得幸福，或者在旅途中感受幸福。所以，我们要做的是珍爱生命，远离不良习惯，不要让因不良习惯带来的病痛使自己的幸福感降到最低，更不要让自己的生命在追寻幸福的途中戛然而止。

过度劳累，谁为你的健康买单

如果你在百度上输入"过劳死"3个字，在短短的几秒钟之内，会显示有6 690 000个搜索结果。这是我写到这篇文章时随机一搜的结果，可能此书出版时会有更多的条目显示。

什么是"过劳死"？百度百科中对此是这样解释的："'过劳死'是指在非生理的劳动过程中，劳动者的正常工作规律和生活规律遭到破坏，体内疲劳蓄积并向过劳状态转移，使血压升高、动脉硬化加剧，进而出现致命的状态。2011年'过劳死'已经威胁到一线职工并向白领阶层蔓延。"

你觉得这是危言耸听吗？让我们来看看近些年"过劳死"的名人：

2004年，企业资产总规模达到25亿元的均瑶集团原董事长、著名民营企业家王均瑶因直肠癌不治去世，年仅38岁。据熟悉他的人称，他是因过度劳累而死的！

2005年4月6日，正在外景地忙于拍摄新片《理发师》的陈逸飞突然病倒，被送到医院没过几天，就出乎所有人意料地撒手人寰。

2005年8月18日凌晨3时左右，著名的小品演员、年仅46岁的高秀敏因心肌梗死导致窒息死亡。虽然人们不愿意相信这是真的，但是当人们终于不得不面对这一不幸的事实时，很多熟悉高秀敏的人认为她的死肯定与长期的过度劳累、忽视自己的健康有关。

2005年8月30日9时45分，演员傅彪由于肝病不治而变为肝癌停止了呼吸，享年42岁。在此之前他因忙碌的工作长期忽视健康，在去医院检查身体之前，他对自己的病情毫无所知，直到2004年8月他被确诊为肝癌晚期。

据统计，目前在中国30~50岁英年早逝的人群中，95.7%的人死于因过度疲劳引起的致命疾病。"过劳死"现象，让我想起了中国的一个成语——疲于奔命，但是疲于奔命的人们往往忽略了中国的另一句至理名言：留得青山在，不怕没柴烧。我常常想，永远忙不完的人们，究竟为了什么而长期忽视自己的健康？很多时候，当身体疲倦了需要休息时，我们非但不去顾惜，反而还要来一杯咖啡提神，这样做值得吗？

关于"过劳死"的名单，还可以列出长长的一串，但我不想再列下去了，我只想重复之前说过的那句话：健康是1，其余的都是0。没有健康这个"1"，后面再多的"0"都没有任何意义和价值——只是"0"而已。难道在一连串的"0"中可以找到幸福吗？

结论：

（1）健康就是幸福，而且是人生中最大的幸福之一。

（2）幸福只是"心境"而已，而心境只受大脑的控制，人类历史上从来不缺少身残志坚的楷模。

（3）健康是目的，达到目的就好。健康带来快乐。快乐使人更健康。

（4）戒除坏习惯就意味着幸福。

幸福商数 | 第五章
Chapter 5

爱和幸福的关系

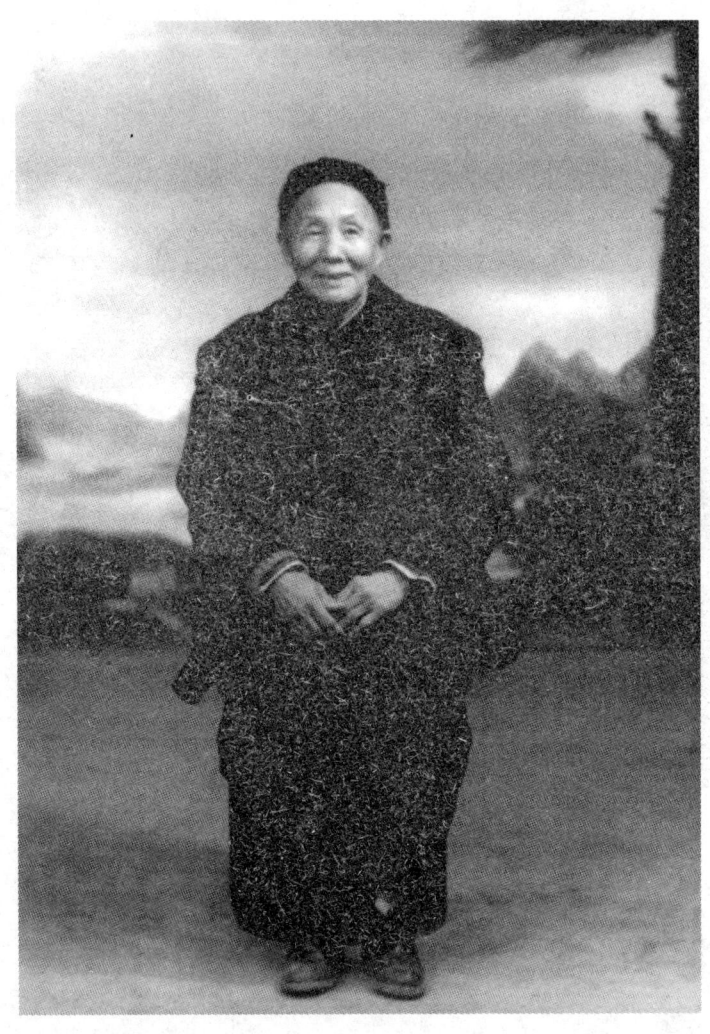

外祖母郑模德,河南上蔡县人。姥姥的爱让我想她的时候永远感到温暖和幸福。

| 第五章 | 爱和幸福的关系 |

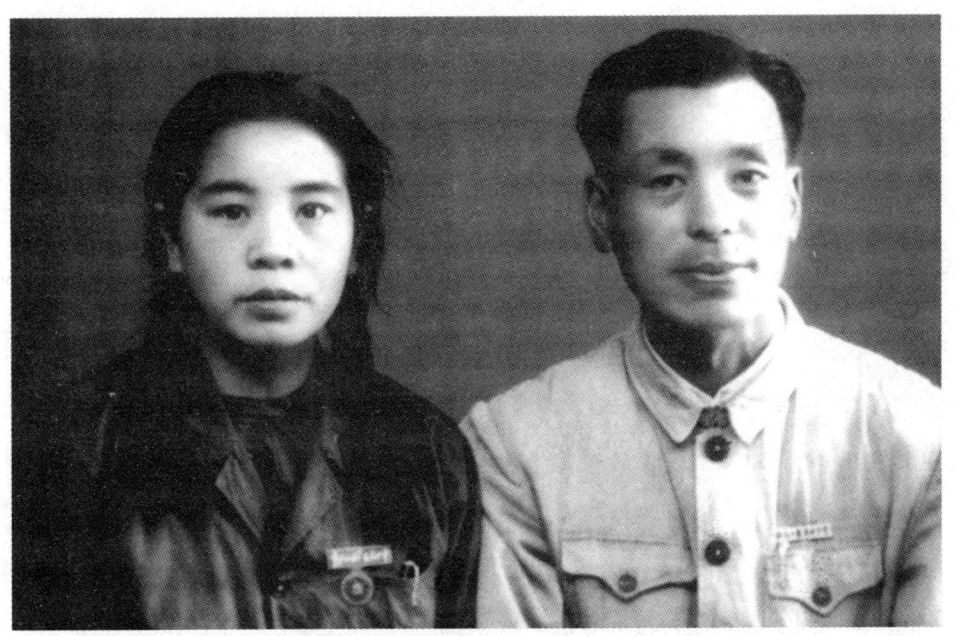

母亲吴静波，父亲王苏林。二老终生奉献给祖国的教育事业。

同快乐和幸福关系最密切的一个字是"爱"。爱能使人感受最令人难忘的快乐和幸福。我们每个活着的快乐的人，都会有爱和被爱的经历。

对每个人的幸福感影响最大的是自己的"核心家庭"，是最爱自己和自己最爱的人。幼年少年时期是父母、祖父母、外祖父母、兄弟姐妹，青年时期是恋人、爱人、妻子、丈夫，成年时期子女则同配偶一样成为我们最牵挂的人，从而成为影响我们幸福与否的重要因素。

而这一切都和"爱"有着千丝万缕的联系。

心中有大爱的人会有大幸福。

长辈之爱：心中永远的幸福

29年来，这个世界有一个人我经常思念，她的面容我无数次在梦中看见。1987年初，我离开家乡赴美求学，在美国的第一个夜晚梦见的就是她。那时，她离开人世已近5年。以后又有多少次，我在梦中看到她，在平常淡淡的日子里想到她，念叨着她。我知道我会永远这样想她，直到我离开这个世界的那一天。

她活着的时候我从来没有意识到，更没有对她说过我有多爱她。她死后20多年的一个夜晚，在地球的另一边，在美国宽阔的高速公路上，我独自一人驾车飞驰在旷无人烟的大平原，终于大声说出埋藏在心头多少年的话："姥姥，我想你，我爱你，你知道吗？"

满天的星斗。泪流满面。

姥姥那年该是113岁。

我常常琢磨，是什么力量使姥姥对我产生如此大的影响，让我对她产生终生难以磨灭的，甚至越来越强烈的思念。岁月的流逝不仅没有冲淡我对她的思念，反而使我越来越体会到她的爱对我所产生的巨大影响。

姥姥是在1982年6月12日，一个炎热的星期六的傍晚突然去世的。她死

第五章　爱和幸福的关系

在自己一生的工作岗位上：锅台前，正做晚饭，突然说头痛，表弟把她扶到床上，半小时不到，91岁的姥姥就停止了呼吸。我按平常的习惯，在星期六的晚上去看望她老人家。走到她家的时候，姥姥已经被送往医院抢救。邻居家的小女孩儿告诉我："姥姥不行了……"这犹如五雷轰顶，使我的心一下子绝望到了极点。直觉使我意识到，姥姥死了，我可能再也见不着她了。我骑着自行车奔向医院，一边痛哭着，一边狠狠打着自己的头，痛悔为什么没有早一天去看望她老人家。

那天夜里，我一个人去医院守护姥姥。医院静静的小房间里挂着一盏昏暗的灯。姥姥被安放在那里，身旁的地面上放着两大块冰。我双膝跪在姥姥身旁，小心地拿起她的手，亲吻着她的手背，泪水滴在姥姥冰凉的手背上。我俯身亲吻姥姥的额头，泪水止不住地涌出来。我沉浸在毕生最大的悲痛之中。生平第一次面临亲人死亡，竟然发生在自己最亲的亲人身上，而且是以最突然、最料想不到的方式，猛然间袭来。这震撼，让我刻骨铭心。

随后的下葬，我亲手把姥姥放置在架子车上，在两个朋友的陪伴下一步一步把她从医院拉到墓地，然后双手捧着姥姥的头，和家里人一起把姥姥放进匆匆忙忙打制出来的棺材里。那时国内不允许土葬，因此葬礼是悄悄进行的，没有花圈，没有吊唁的人群，没有追悼会，没有悼念的音乐。

姥姥生前没有任何要求，只有一个愿望，就是不要火葬。姥姥的唯一愿望由她最疼爱的外孙们亲手实现了。直到今天，这都是我生平最感欣慰的事。

姥姥是一个平凡的人，但有两件事足以说明她的不平凡。

大跃进的时候全国刮浮夸风，报纸上今天说小麦亩产8千斤，明天就有人说一万二，后来竟然夸张到了不可思议的12万斤。当时著名的一流科学家著文，试图从科学的高度来认同并支持这最终导致一场大灾难的粮食产量浮夸风。小脚文盲的姥姥却用她的智慧同浮夸风进行了针锋相对的斗争，尽管她能发言的地方只有在家里。农民出身、种过地的姥姥同批评她"落后"的父母亲辩论，死活就是不相信报纸上的话。"你把麦秸秆都一块儿称，也不会有12万斤。"姥姥的口气愤慨，不容置疑。

至今回想起来，仍然感叹姥姥的明白竟然超过大多数有高等文化的人。

多少年来我一直确信自己是姥姥"最宠爱"的外孙，尽管后来渐渐发现在表兄弟们中间自以为最受宠的并不只有我一人。贫苦农民出身的姥姥嫁给了在农村做小学校长的外祖父，一生养育过十几个孩子，但长大成人的只有5个女儿。这5个女儿为她生下了13个外孙、外孙女。姥姥亲手带过我们之中的8个。在13个孩子中间成为最受姥姥宠爱的一个，是我从小到大一直珍藏在心中的一份殊荣。

在家里流传最久的一个故事是我三四岁的时候，那时姥姥带着我。有一年她离开我去贵州看望我四姨一家，家里临时找了一个保姆来照顾我。保姆很厉害，没来几天就把我整得口吃起来。父母亲十分着急，越着急我越口吃，越口吃越遭受保姆的虐待。我成了个"结巴舌"。这时姥姥从贵州看女儿回来，妈妈告诉她所发生的事情。姥姥死活不相信，"我怎么没听见孩子结巴过一次？"姥姥问。

从姥姥回到家，我的口吃便不治而愈。"你看着姥姥，就是笑啊，笑啊，再也没有口吃一次。"母亲给我讲这个故事，从小到大，不知讲了多少遍。

每年过春节，都是姥姥最忙的时候。小的时候我们有三家人住在同一个城市，我们家、五姨家还有大姨家的儿子大表哥一家。姥姥忙了这家忙那家，打扫、洗衣服、拆被子、炸油条、剁饺子馅，没有她不做的事情。记忆中姥姥就是这样，从早到晚忙忙碌碌。其他人都至少有一个星期天可以休息，但印象中姥姥几乎没有休息过一天，直到去世。1977年我被大学录取，已经快90岁的姥姥又学会打毛衣，亲手为我编织了线裤、手套等。

1979年上大二时，有两位女同学到家里做客，已经88岁的姥姥一边忙不迭地招待客人，一边要我"快把电视打开"。姥姥热情急切的神态既可笑又可爱，动机一目了然，让人忍俊不禁，似乎女同学看到家里有台黑白电视机就会爱上她最疼爱的外孙。

1982年毕业后交了女朋友，这成了姥姥最挂心的事情。姥姥会做米酒，一直受到全家人的追捧。她会把做的米酒藏起来,等我女朋友来的时候才拿出来。已经90多岁的姥姥对我"宠爱"到如此地步,让我叹服。

这些年来成家立业,自己也做了父亲,逢年过节免不了要忙活一些家务。每当我包着饺子,或是守在锅台前,就会想到姥姥。每当家里包饺子,姥姥总是最后一个吃饺子的人。我越来越体会到为什么姥姥能得到全家人衷心的爱戴。她实在是用自己的辛勤劳动、对全家无私的奉献,和对我们无尽的、无条件的爱赢得了我们的心。

回想过去,姥姥和父母活着的时候是自己一生之中一段很幸福的时光,因为有他们的爱。

2010年国庆节的晚上,我和几位亲朋在芝加哥希尔斯大厦顶层的餐厅聚会。窗外的芝加哥如诗如画。静静的湖水映照着天空一轮明月,同城市喧闹的灯光交相辉映,一派大都市的美丽夜景……席间的一个话题是"举出10个理由说明你是世界上最幸运、最幸福的人之一"。轮到我的时候,我举出的第一个理由是,我有姥姥、妈妈和爸爸3个人对我的爱。尽管这3位最爱我的人都离开了人世,但他们给我的爱将伴我终生。我会永远为此而感到幸福。

伴侣之爱:和谐的婚姻就是幸福

在网上看到过这样一段文字,现摘录如下:

昨晚和一个已婚的好友谈论婚姻,她说,实在弄不清楚自己在婚姻中的那种幸福和满足是为了什么。明明做家务又苦又累,明明对于生活牢骚满腹,可是老公一句赞美,一句安慰,一点点的关心和体贴,在一瞬间就会让她的埋怨和委屈烟消云散。每当周末,费尽了心思,用一两个小时烧出丰盛的饭菜后,人早已累得筋疲力尽了,可是看见老公津津有味、狼吞虎咽地吃着她做的菜,再累心里也有一种甜蜜之感。

我想，这段话中所描述的场景或者心境，很多有过婚姻生活的人都有过相近的体会。为所爱的人付出，哪怕再苦再累，自己心里洋溢的都是幸福。毋庸置疑，对于绝大多数成年男女而言，甜蜜的爱情、和谐的婚姻是我们快乐幸福的一个重要方面，尽管很多堪称伟大的思想家对此抱有怀疑的态度。比如苏格拉底说："结婚或者不结婚，你都将感到后悔！"尼采终其一生从未走入婚姻的殿堂。但是我要说的是，或许这些伟大的思想家们在幸福生活方面不适合作为我们的典范。

没有证据表明婚姻与爱情一定能给人带来幸福。很多时候恰恰相反，婚姻与爱情会给人带来无尽的烦恼甚至痛苦，这无论在我们日常生活中还是古今中外的文学作品中都不鲜见。但是，这同样不能证明婚姻与爱情不能给人带来幸福，因为无论是日常生活中还是古今中外的文学作品中，夫妻之间琴瑟相偕的事例均不鲜见。实际上，对婚姻与幸福之间关系的正确表述应该是：婚姻不必然给人带来幸福，但如果一个人婚姻生活和谐，他的幸福感一定会比婚姻不如意的人要高。另一方面，曾经真诚相爱过的情侣，哪怕日后缘于种种原因而分道扬镳，但当初的爱一定曾经给他带来过幸福，甚至会使他的福商得到提高。

我们常常能够在电视上、报纸杂志上、网络上看到一些明星夫妻比幸福、晒甜蜜，同样，也许过段时日又会看到当年比幸福晒甜蜜的情侣劳燕分飞的消息。提到最近闹得沸沸扬扬的"锋芝婚变"，我身边就有一位年纪稍轻的朋友表示，他心中又一个关于美好婚姻与爱情的童话破灭了，他对婚姻是否真的能给他带来幸福越发地不确定了。我只能对他说，无论别人的婚姻幸福或是不幸，都与你的婚姻无关，婚姻的幸福与否，不能用概率来衡量。列夫·托尔斯泰有句脍炙人口的话："幸福的家庭家家相似，不幸的家庭各有各的不幸。"即便事实的确如此，我仍然认为，如果我们承认幸福就在我们每个人的心里，如果我们承认每个人都天然具备选择幸福的能力，那么，我们每个人都有能力主宰自己在婚姻中的幸福——幸福的婚姻，我们需要用心做四件事：珍惜、容忍、奉献、坚持。曾在网上看到一句话："即使最美好的婚姻，一生中也会有200次离婚的念头，50

次掐死对方的冲动。"所以，在以爱情为基础的婚姻中，懂得珍惜，知道容忍，甘于奉献，再加上一份坚持，这就是相濡以沫的全部秘密。等到风景都看透，仍然有他（她）陪你看细水长流，那时你收获的，无疑就是幸福。

对我们之中的大部分因相信婚姻而走进婚姻中的人来说，和自己配偶的感情，自己婚姻的质量，是影响个人幸福感的最重要因素之一，因此经营好自己的小家庭，对您一生的幸福至关重要。

子女之爱：养育子女的幸福

"养儿方知父母恩"这句老话很有哲理，很实用，将永久流传于世。我的大儿子出生在1983年。写到这里，身为人父的幸福感溢满身心。儿子从小到大的点点滴滴都浮现在眼前。

儿子算是个出色的孩子，从小到大听到过不少的表扬和赞誉，但儿子成年以后屡次对我述说，他记忆最深的表扬是他5岁的时候有一次乘火车，坚持不把刚吃完的香蕉皮扔在火车地板上，而是找到车厢内的垃圾桶，把香蕉皮放在垃圾桶里。同车的一位阿姨夸奖他说："这孩子真有教养！"一句平常普通的表扬话儿子记了20多年，在心中珍藏了20多年。

儿子5岁去的美国，到他14岁时我选择回北京工作。后来儿子上高三时来北京探望我，我带他去朝阳剧院看杂技。满台的小女孩表演着让我们赞叹不已的各种不可思议的杂技。她们用少年甚至是童年的身躯做着各种高难度的动作。满剧场掌声雷动，欢声笑语始终不断。

表演结束了，儿子小声对我说："看她们表演觉得有点心疼。"

儿子这句话让我记了一辈子，感动了一辈子。曾几何时，每每想到儿子同我说这话时的口气和眼神，泪水就会止不住涌上来。一颗经历了人生风雨磨炼的坚硬如铁的男人的心转瞬间被融化了，心中满是怜爱、感动和温暖。那也是一种幸福，为有一个心存"善"念的好儿子感到的做父亲的幸福。

多善良的儿子，多温情的儿子，多可爱的儿子。

中国的男人们无论多么坚强，多么有泪不轻弹，心底深处最柔软的地方是为孩子们留着的。那是他们最敏感、最容易动情、最不能碰的地方。为了孩子，父母可以做出任何牺牲，可以办到几乎最不可思议的事情。

1988年7月1日，5岁的儿子和我一步一步走过罗湖桥，经香港赴美国同他的妈妈会合，背后有着一个令人啧啧称奇的故事。这个故事的结局稍有任何不同，都会带来今天无法想象的变化和不可知的后果。

1988年6月，我专程回国办理儿子去美国的手续。那时我已经在美留学一年半，孩子的妈妈也已经来到美国半年有余。因为思念在中国的5岁儿子，妻子每日饭不香睡无眠，后来竟然发展到耳鸣，甚至有轻度抑郁的症状。我痛下决心，不惜一切代价也要把儿子弄到美国来同我们团聚。

幼年子女和父母之间的分隔大概是人世间的大不幸之一。当年的美国政策同现在一样，比较关照这一点，凡是留学生的孩子办赴美签证，很少有拒签的，但是我们面临着一些别人没有的特殊情况，因此这个过程变得比较复杂，但无论如何，经过努力，我和儿子还是站到了罗湖桥前。

5岁的儿子奋力用双手帮我推着一个大行李箱。箱底的4个小轮子不堪重负，在儿子的推动下一点一点前行。儿子的行为不时招来路人赞叹的目光和慷慨的夸奖："嗨，小伙子真能干！"

终于顺利出关。走过罗湖桥身置香港那一刻，是我生命中永远难忘的瞬间之一，极度的欣慰，无法形容的狂喜，获得自由的庆幸，真有恍若隔世的幻觉。

像是在梦中。那是生命中最幸福的时刻之一。那一刻我是世界上最幸福的爸爸。

一位分别两年多的老领导和朋友精心安排了我们在香港停留期间的一切。吃、住、行无微不至。第二天夜晚的登门拜访促膝长谈，更让我受益匪浅，深感

第五章　爱和幸福的关系

温暖深厚的情谊。

1988年7月3日早上，老领导安排司机，用自己的座驾送我们父子二人上机场飞赴美国。一路上和儿子终于团聚了的幸福感，使那次的路途充满欢声笑语。

美国那边，相识数年、一直待我如兄弟的好友迈克精心策划，特意安排了一场惊喜给孩子的妈妈。那是美国时间7月3日的夜晚。暑假期间我们都住在迈克外婆家里。迈克的继子在机场接到我们马上面授机宜，原来孩子妈妈对我终于把儿子带来美国，我们父子今天返回的消息一点都不知道，完全被蒙在鼓里。

按照迈克的安排，车子到家后我们全都悄悄走在儿子身后保持距离，让儿子一个人走进房间。儿子怯生生、面带好奇地走进完全陌生的房屋。孩子妈妈正纳闷：怎么都11点了迈克还待在家里东一搭西一搭地闲聊，突然瞅见一个小男孩走进房间，仔细看怎么是个中国小孩儿，再仔细看，脑袋突然懵了，怎么像是儿子、昼思夜想、想得肝肠寸断的儿子。此时只听见孩子妈妈自言自语般轻轻叫出儿子的名字，冲过去蹲下身紧紧地把儿子搂在怀里，双肩耸动，浑身颤抖，泪水刹那间奔涌而出。

迈克全家人和我伫立一旁，静静地看着这一幕。房间里只有孩子妈妈无声的抽泣和喃喃自语。每个人眼中都闪动着亮光。

事后迈克的外婆玛莎说了一句让那天所有在场的人都不能忘记的话。87岁的玛莎说："给我100万美元都不换那个场景那份感动。"

而我从此对那一天的记忆是两个鲜明的大字：幸福。

2005年，儿子从乔治城大学外交学院毕业，我送他的毕业礼物是一起回国去拉萨旅游。途中走到一处美景，大家纷纷取出照相机拍照。被羊卓雍错湖四周的美景所震撼，我拿着相机对着周边一个劲地拍，一边按快门，一边往后退以选择最佳的角度。突然儿子惊呼一声，猛上前拉了我一把。惊恐之中回头一看，好险，身后就是七八米深的石崖绝壁。粗心大意的我再退一步就掉下去了。回想起来，那是自己一生之中离死亡或伤残最近的经历之一。

好细心的儿子，救了老爸一命的儿子。

假如儿子自顾自被赏心悦目的风光所吸引，或是专心拍照根本无暇看我一眼，后果会如何？想起来后怕、背后冒凉气的人生经验并不太多，这是其中之一。生命何等脆弱，可能在任何时间转瞬即逝，幸福快乐何等娇嫩，随时随地会由痛彻心扉的悲伤和痛苦取而代之，这是一例。

儿子，好儿子啊！

车子继续往前行，遇上抢修道路的解放军，大家在湖边等了6个多小时。人们纷纷走下车，在周边漫步。一时间各种式样、各种品牌车辆的队伍越排越长。人们开始吃喝，不断地有人从车窗内往外扔一次性饭盒、方便面盒、饮料瓶、可乐罐、烟头、餐巾纸。

一边是美丽得让人窒息的西藏大自然风光，是见了一面就永生难忘，让人流连忘返、兴奋莫名的羊卓雍错湖，一边是人们在乱扔各色垃圾，刺眼而醒目，污染着这难得一见的美观奇景。身边极致的干净和美丽，同即时上演的乱扔垃圾的丑陋，立即成为眼中心头躲避不开的图景，想不联想对比都不行。

正在心头纠结郁闷的时候，在道路两旁出现了一支队伍，一支捡垃圾的队伍。身高一米九、满脸阳光、面目俊朗的儿子，和另外一男两女3个欢欢喜喜、面色黝黑发亮的藏族青年，手拿着塑料袋和纸盒子，顶着西藏夏天耀眼的烈日，沿着路边一路走，一边不断地弯下腰捡拾刚刚被人扔下的垃圾。眼看着他们身后刚刚捡干净的路边，不时又被毫无察觉的车内的人们扔出的垃圾覆盖，孩子们立即转过头再捡起来，仍然面带微笑，露出白白的牙齿。不大会儿工夫，他们就捡了满满几大纸盒子垃圾。

儿子抱着几大盒子垃圾笑容满面地挨着车询问车主能否带走。儿子的中文还算好，听起来没有太多的美国腔。前面几辆车的司机都毫不犹豫地拒绝了。儿子没有灰心，仍旧面带微笑抱着垃圾盒子继续往前走。终于，一辆开着大越野车的胖胖的河南人高高兴兴地接过所有的垃圾纸箱，放在自己的车上，还连连夸赞着儿子。

　　同团的游客们无不被此情此景所感动，纷纷问我怎么把儿子教育得这么好。我告诉大家和儿子分开已经8年了，儿子在美国刚刚大学毕业，我一年也就捞着见上一面两面等等。感慨之余大家决定全体下车，加入捡垃圾的队伍。一时间，公路上捡垃圾的队伍浩浩荡荡，男女老少各色人等打着阳伞顶着烈日，欢天喜地、说说笑笑捡垃圾的图景，成为我心中永远的记忆。

　　我为儿子骄傲。我更诧异儿子在找人帮忙带垃圾遭到拒绝时的平静、和蔼、笑脸相别，并继续微笑着请求下一个车主帮忙。没有生气，没有不耐烦，没有沮丧不满和抱怨，丝毫都没有。

　　儿子怎么那么善解人意？他在捡垃圾的时候怎么做得那么自然快乐？似乎是一件再平常不过的该他做的让他幸福无比的事情。

　　随着儿子日渐长大，同儿子的交流越来越深入。我很开心儿子是个快乐、开朗、乐观、幸福的人。儿子的幸福商数应当在9以上。儿子以优秀的成绩和乔治城大学排球队长的身份毕业以后在一家世界知名的咨询公司工作了5年，然后又于2010年被加州大学伯克利分校录取读MBA。让我惊喜不已的是儿子一入校就当选为商学院的学生会主席。

　　这本书的全部写作过程同儿子商讨了好多年，儿子非常支持，对"幸福商数"的提法和书中想要阐述的观点也很赞同。时隔数年，现在这本书终于面世了，我终于实现了写出《幸福商数》这本书的愿望。

　　当我欣喜地告诉儿子我签了出版合同时，儿子说："我为你骄傲，爸爸！"

　　我还有幸是一个21世纪宝宝的爸爸。小儿子生于2001年9月，现在已经11岁了。写到他，心中又一次洋溢着幸福和温暖。小儿子好天真好可爱呀！钢琴学了5年，今年已经考过6级，李阳疯狂英语标准美语教程已经学了23课，我亲自在家教的。儿子每周在班上做一次一分钟的英语演讲，俨然成了班上英语口语的佼佼者。

小儿子小小年纪已经开始考虑生死的问题，有时会向我求教如何能长寿，怎样才能活一千岁。我只好向他解释，千方百计想说服他为什么即便他能活一千岁，也要选择不活那么久的道理。

"到时候人们会把你关在一个笼子里，然后卖票让大家来参观。喂！大家都来看哪！这儿有一个一千岁的老头！"全家笑得乐不可支。

"120岁就很好了"，我告诉小儿子。他仍然坚持要活一千岁。

他是一个多么热爱生命、热爱生活的小伙子啊！

我和小儿子有一个相互之间很默契、坚持做了好几年的事情。我会张开双臂，对儿子说："来，幸福一会儿！"儿子就张开双臂让我把他抱起来，紧紧地和我搂抱在一起，小脑袋伏在我的肩头，双臂搂着我的脖子，两人谁也不说话，就那么默默地一言不发地待上一会儿工夫，感受着彼此的心跳，感受着彼此的呼吸，感受着幸福，直到我静静地把儿子放下。

"爱你！"然后我说。

"爱你！"儿子回答。有时中文有时英文，有时中英文各说一遍。

"你知道我有多爱你吗？"这句从小到大重复了无数遍的话只用英语说。不定时间，什么时间想起来什么时间就说。我说一遍，孩子重复一遍回答我。我们深情款款地望着对方。

我深信这样简单易行的感受"幸福"的互动会留给孩子永远的记忆和永远的幸福感。而这，是能伴随一生的、任何金钱也买不来的精神财富，是培养孩子获得较高"幸福商数"的最基础的人生体验。

儿子从小学一年级就住校，周五周六周日晚上住在家里。儿子在家的时候，晚上我就寝前会轻轻推开孩子房门，俯身在孩子脸颊上轻轻亲吻他一下，跟孩子说晚安。尽管大部分时间孩子已经熟睡，听不见也不知道我来看他，但我在每天重复做这件事时感觉的是任何数量的金钱也难以买来的深沉的幸福。有时候孩子还未入睡，看到我来会微笑着静静地望着我，"爸爸"，他会用他稚嫩的天籁之音般动听的嗓音轻轻地呼唤我,很配合地让我吻他的左脸然后吻他的右脸。

"爱你!""晚安!"还是英文中文各说一遍,不厌其烦。

人生能天天如此,是何等的幸福啊!但我和妻子都清清楚楚知道,有朝一日这孩子会娶媳妇,会离开爸爸妈妈,会有自己的家和事业,我们不可能永远守在他身边。我们会背着孩子和对方说:"儿子,千万别着急,慢慢长大啊!"

养孩子是幸福还是辛苦?我深信养育孩子而获得的幸福要远远超过所谓的"辛苦"。有朝一日回头望走过的人生路,和孩子相关的所有回忆都将成为心中永远的幸福和快乐,所有的所谓"辛苦"都会化为最值得回味的美好记忆。

让世界充满爱:大爱无疆的幸福

有一位伟大的传奇女性,在她的房间里挂着这样一块木板,上面写着:

——人们不讲道理、思想谬误、自我中心,不管怎样,还是爱他们;

——如果你做善事,人们说你自私自利、别有用心,不管怎样,还是要做善事;

——如果你成功以后,身边尽是假的朋友和真的敌人,不管怎样,还是要成功;

——你所做的善事明天就会被遗忘,不管怎样,还是要做善事;

——诚实与坦率使你容易受到欺骗和伤害,不管怎样,还是要诚实与坦率;

——你耗费数年所建设的可能毁于一旦,不管怎样,还是要建设;

——人们确实需要帮助,如果你帮助他们,却可能遭到攻击,但不管怎样,还是要帮助;

——将你最好的东西献给世界,可能永远不够,不管怎样,还是要将最好的东西付出!

她活着的时候,人们称她为"人间的天使",她离去 10 多年以后的今天,依然代表着一种力量:大爱无疆。

1910年，她生于前南斯拉夫马其顿共和国。1947年，37岁的她正式成为修女，1948年远赴印度加尔各答，1951年正式成立仁爱传教修女会，竭力服侍贫困中的最穷苦者，并终其一生都在进行这项事业。

1979年，她获得诺贝尔和平奖，诺奖评委会把这一殊荣给她的理由是："那些最孤独的人、处境最悲惨的人，得到了她真诚的关怀和照料。这种情操发自她对人的尊重，完全没有居高施舍的姿态。"而在诺贝尔奖颁奖典礼上，她这样说："我是帮穷苦的人代领这个奖。我很高兴贫穷的人受到应有的注意。"

1997年9月5日在印度加尔各答，她离开了这个她撒播了无限爱的世界。印度为她举行了国葬，葬礼那天，她所经过的路线人山人海。印度总理为之下跪，所有人为之下跪，人们尊敬她，没有人敢高过她的灵柩。

她把一切都献给了穷人、病人、孤儿、孤独者、无家可归者；她倾尽所能，不让穷人感到被抛弃；她使加尔各答数以十万计的身处苦难的人们得到关怀；她告诉了这个世界什么是真爱，如何去爱。

她的名字叫特蕾莎，她被称为"贫民窟的圣人"，她被世人亲切地称为"特蕾莎嬷嬷"。

作为芸芸众生平民百姓，我们不可能成为特蕾莎嬷嬷，但我们可以从特蕾莎嬷嬷身上学到宝贵的价值观，人生幸福的秘诀，大爱无疆人生境界的无比崇高，从而使我们自己感受更多的幸福和快乐。我们不大可能把自己完全彻底奉献给爱穷人帮穷人的事业，这也许可以推脱为因为我们肩负家庭责任、社会职能，可能一生摆脱不了私心，不会成为一个"毫无自私自利之心"的人，但我们可以做很多举手之劳的事情，花费小部分的宝贵时间来做好事、做善事。

我们不会像特蕾莎嬷嬷那样，夜以继日地为世上的穷人操劳，但我们完全可以捐出自己一小部分金钱和财富来帮助需要帮助的人。10块钱不算少，10万块钱不算多，身体力行而已。关键是让捐赠的行为成为生活的一部分，成为人生的好习惯，成为大家习以为常的社会习俗。

第五章　爱和幸福的关系

我们每个人都有爱和被爱的经历，都有对爱的理解和追求。比如，父母子女之爱，夫妻男女之爱，兄弟姐妹之爱，师生、朋友、战友、同学、同志之爱，以及对普天大众的博爱，对动物、植物、对大自然和整个世界的热爱，不一而足。尽管我们每个人所经历的爱各不相同，对爱的理解也许大同小异，也许大相径庭，但我们都会在不同程度上被"爱"——这人世间我们最珍视的情感所左右。我们生活中有没有爱，有多少爱，成为我们人生幸福与否、快乐与否的重要因素之一。爱，成为同我们是否幸福与快乐关系最为密切的一个字。

在"爱"的氛围中成长的人比较会爱别人。不吝施爱的人更快乐。

胸中有大爱的人必然有大幸福。

对你的幸福感影响最大的是你核心家庭的和谐、和睦、平安、快乐，是你最在乎的及最在乎你的亲友们的平安、健康、幸福。

愿你的生活中充满爱，充满幸福。

结论：

（1）心中有大爱的人会有大幸福。

（2）我们生活中有没有爱，有多少爱，成为我们人生幸福与否、快乐与否的重要因素之一。

第六章 Chapter 6

友情和幸福的关系

第六章　友情和幸福的关系

没有友谊，就没有幸福。

——亚里士多德

交朋友是人世间最有趣、最好玩、最让人着迷的事情之一。

朋友的温暖情谊，关键时刻的拔刀相助，快乐时光的锦上添花，困难时期的慷慨解囊，日常平淡生活中或喜悦或忧愁或舒心或烦闷时的分享分担，无疑是我们一生中不可或缺的重要精神支柱和依靠。

幸福商数的内涵必定要包含一个人对友情、对交朋友意义的理解、认知和实践。

朋友会让我们开怀大笑，朋友会让我们深感幸福，朋友会令我们感受不一样的人生乐趣，朋友甚至会让我们感觉今生不虚此行。朋友可能会对我们的一生产生巨大的影响，有时甚至会改变我们的人生轨迹，成为我们事业成功和人生幸福不可或缺的因素。

人生伴侣你的爱人实质上就应该是一个好朋友，一个你今生今世最要好的朋友。不能成为好朋友、知心朋友而只能成为亲人的妻子和丈夫也许是人生一憾。

世上人间古今中外有无数动人的朋友的故事足以感天动地。脍炙人口的唐诗宋词不乏对朋友的赞颂、对友情的感怀：

故人西辞黄鹤楼，烟花三月下扬州。

孤帆远影碧空尽，唯见长江天际流。

李白的一首《送孟浩然之广陵》，流露出多少对朋友的恋恋不舍。

"桃花潭水深千尺，不及汪伦送我情"，又记录了李白对一个普通布衣朋友的高度欣赏和动人友情。

我由于当年的工作关系结识了不少美国人和其他国家的友人，但最终保持联系并发展了深厚情谊的大多数是美国人。长期以来，我一直有把这些朋友的故事写出来的冲动，今天终于有此机会写在这本书中，深感天意的不可抗拒。这些朋友们或多或少影响了而且正在影响着并将继续影响着我对生活的感受，对人生的理解，对幸福的追寻。

自1979年大学二年级时认识第一个美国人，32年来交下很多会让我住在他们家中而且会把家中钥匙交给我的美国朋友。受篇幅限制在此仅介绍其中5位。

玛丽和波尔

1979年的春天，我作为外语系七七级的学生入校刚刚一年整。玛丽和波尔跟随一个美国旅游团访华，某天下午全团数十人到我们外语系同英语专业的学生进行交流。那时候中美关系随着邓小平访美等事件的发生日益升温，我们对第一次接待美国游客感到十分兴奋和激动，因为这是不可多得的真刀真枪练口语的大好时机。

算来当年的玛丽56岁，波尔57岁。玛丽是个律师，波尔是个工厂主。他们是我生平认识的第一对美国夫妇。五六个同学一起和两位交谈了大约半个小时，然后大家在教学楼前合影留念依依惜别。

一个多月后我收到玛丽写给我的一封信，附带两张彩色合影照。很轰动，因为当时写信来的美国人并不多。同班同年级不少同学都读了那封信，我还把其中一张照片送给照片中的一位同学。

然后就是持续数年的通信联系。什么都写，恋爱了，失恋了，我都会写给玛丽，没有别的原因，就是觉得信任这位写信给我的美国老太太。有一年，喜爱诗歌天天学英语的哥哥忽然问我，是否能求玛丽和波尔寄一本美国诗歌集子，他好尝试翻成中文，也许能发表。我就大着胆子直言不讳在信中提出了这一要求，觉得不好拒绝哥哥，因为哥哥数次寄钱给我，对我总是有求必应。

很快，一本精装的美国诗集就漂洋过海寄到家中。

8年过后的1987年，我只身赴美在美国中部堪萨斯州的小城匹兹堡求学。玛丽和波尔当年就驱车到匹兹堡看我。他们在亚利桑那和明尼苏达各有一个家，

第六章　友情和幸福的关系

秋天由北向南回亚利桑那时途中专门多绕几百里路到匹兹堡来。分别8年大家丝毫不感生分如同老友，大概是因为8年来未曾中断的信函。带我去中餐馆吃饭，同我在学校大门前合影留念，两位老朋友风趣幽默，天南海北的聊天令我孤独的留学生涯平添了一份温暖。

1988年，5岁的儿子在美国度过的第一个圣诞节，除夕当天收到玛丽和波尔寄来的一个大包裹：一只漂亮的玩具帆船、一辆让儿子爱不释手的玩具卡车、一大本花花绿绿的美国地图册。

转眼又到了1989年圣诞节，这次玛丽寄来的是一张支票：100美元的支票。玛丽在信中写明是给我们的圣诞礼物。我没有去银行兑现，而是把支票夹在了家中珍藏的相册中，和多年积攒的和玛丽、波尔的合影照，还有他们寄来的家人的照片放在一起。

第二年圣诞节，玛丽寄来的是150元美金现钞，大概知道如果寄支票我不会兑现，因此改寄现金。50元1张，说明是每人50元。我还是没有用这现金，把3张钞票同此前寄来的未兑现的支票放在一块儿，夹在相册里。至今这些支票和3张50元的美钞在相册里呆了足足20多年。

玛丽和波尔每年必到匹兹堡来看我们一次，有一次还带了女儿安来。1991年，我们搬到堪萨斯的罗伦斯城，他们又数次到罗伦斯来看望。

随着两位老人年事越来越高，再后来就是我们去看望他们了。1994年，我母亲来美国居住，我曾驱车带着母亲和儿子前往亚利桑那州的凤凰城拜访两位老人。玛丽和妈妈一见如故，尽管语言不通，但谈得相当热烈，手拉手如同亲人相见。第二天清晨大家起床后在餐厅吃早饭，餐桌上静静地放着一个信封，里面是两位老人送给我妈妈的200美元见面礼。

早饭后大家兴致勃勃地出去逛街，到了一个琳琅满目让人眼花缭乱的牛仔店，波尔对儿子说："想要什么随便拿，不论价钱。"我知道儿子的性情，一点不担心他会让我丢面子或是遭遇尴尬。儿子挑了一双价钱不贵的羊皮手套。

知道波尔的发明家和百万富翁身份、一生有60多项专利是相识10多年后的1989年。当我拿到波尔为我弟弟办的经济担保书时，我看到了上面波尔的财务信息。多年来，波尔为我家中数位亲人承办了到美国的经济担保书，其有求必应、不厌其烦、不惧风险，让我每每想起都感慨万千。

1995年11月，母亲在国内去世。伤心悲痛之中我打电话给玛丽，问她以后我是否可以称呼她妈妈，玛丽一口答应，丝毫没有犹豫。从此这个世界上我又有了一位可以称呼妈妈的人。

1997年5月，儿子在全美14岁以下男孩儿乒乓球积分榜排名第46。为了鼓励儿子继续打下去保持排名，我精心策划了一个大型聚会，庆贺儿子14周岁生日。来参加聚会的儿子的同学和我的各路朋友有五六十人。玛丽、波尔收到邀请函又寄来一张100美元的支票和一张玛丽亲笔写满文字的热情洋溢的贺卡。美国的生日聚会有一个有趣的传统：有人会专门大声逐个宣读到会人员的名单、所送礼物名称或是礼金数额。一般同学朋友会送现金或支票，10元，20元，特别好的朋友送三五十元。念到玛丽、波尔寄来的100元支票时，全场发出一阵惊叹声。

我还是把支票放在了影集里。

十多年后，长大成人的儿子和我谈起为什么我放着那些支票不去用。我思索了好长时间琢磨这个问题。当年就是那么做了，也没怎么仔细想为什么。仔细想来有以下理由：①100美元对当时的我们是个大数目。②但是真的也不缺那笔钱用。③特别领朋友的情但是又不想让朋友破费。

总之，由于太领情了以至于觉得最好的两全其美的办法就是放在影集里。既没有让朋友失去这笔钱，又用最好的办法记下朋友的关爱。

小时候姥姥对我的教育是"不要占别人的便宜"。也许正是由于她灌输给我的这条朴素的人生哲学，经过几十年的潜移默化，被我铭记在心，才不那么着急花掉到手的钱，哪怕是好朋友的馈赠。

人生初期所受的教育竟有如此分量。

第六章　友情和幸福的关系

回到北京工作之后我又先后数次专程去凤凰城看望两位老人。当年5岁的儿子已经长成身高一米九的英俊青年，在乔治城大学当排球队长，深得两位老人喜爱。波尔几度想要撮合自己的外孙女跟儿子谈对象，虽然始终未能如愿，但老人家喜欢儿子的心确是实实在在让人高兴。

2003年冬天，我从北京回美国出差期间顺便去凤凰城为波尔过生日。玛丽其时已经罹患老年痴呆，有时会认不出自己的儿女。当天我请两位老人去吃龙虾庆贺波尔生日，玛丽似乎对答如流，看不出任何问题。第二天早上波尔悄悄对我诉说头天夜里发生的事情。在餐馆吃完饭照完相回到家里，要就寝了，玛丽问波尔，"今天家里来客人了？""是啊，平来了。""噢，平来了。"

听着波尔的述说，看着他的苦笑、无奈、伤悲，心中一阵酸楚。

2010年7月15日是玛丽87岁生日。我和妻子、儿子从北京出发，约上美国的大儿子一起去同玛丽和波尔的家人会合，为老人家庆生。这是北京娶的老婆所生的孩子第一次见两位老人。这时玛丽已经在专门的养老院住了有一年多。痴呆症病情越来越严重，有时连波尔都认不出了。

养老院条件堪称一流，生日聚会安排得热闹非凡。我们送上了从中国带去的礼物。我还特意带上了珍藏多年、存有玛丽当年寄的支票和现金的影集，还有一封玛丽1992年写给我们的信。大家争相传看，对其中的真实历史记录唏嘘不已。聚会的高潮之一是我读那封保存了18年的信。

随信附上的现钞是送你们每个人的圣诞节礼物。我想你们可以随自己意买点什么。如果孩子像我其他孙儿们一样喜欢电子游戏，他可以为自己买一个。

望你们圣诞节快乐。我们的女儿露茜和她丈夫璐还有两个儿子威尔森和麦克斯都在这儿。这使我们有一个很开心的圣诞节。

昨天收到寄来的贺卡，很漂亮！万分感谢！

爱你们，玛丽和波尔

玛丽妈妈看着我们，目光稍显呆滞，但是似乎若有所思。她的心里是否回忆起哪怕一丝一毫有关面前这一家中国人的任何事情，我们不得而知。儿子蹲在玛丽的轮椅跟前笑着同她攀谈。她能认出这个当年5岁的中国小男孩儿吗？她能认出1979年访华时见到的这个当年25岁的河南大学外语系七七级学生吗？

　我为她读当年她亲笔写给我的信，给她看当年寄给我的支票、钞票，30多年来我们在一起的合影，能帮助她清醒哪怕1分钟吗？

　想到玛丽可能根本不再知道我是谁，因为她连自己的孩子们都不认识了，甚至不认识波尔，想到也许这是我们最后一次见面，也许是和亲爱朋友的永别，我的泪水终于滚落下来。

　30多年的交往使我们第二代人甚至第三代人都已成为好朋友，去美来华互访时都会毫不犹豫地住在对方家中。平家的人和玛丽、波尔家的人看来会世世代代友好下去，这又多么让人欣慰。

　波尔和玛丽妈妈成为这个世界上为数不多的我可以无话不谈的好朋友。玛丽永远是那个写信的人，波尔永远是那个先接电话的人："嗨！平！你好吗？玛丽，是平的电话！"波尔接电话时神采飞扬、兴奋异常地大声呼唤妻子来接大洋彼岸电话的场景，总会让我感到十分开心，似乎自己的电话让他欣喜万分，而且他马上就有办法让你知道他欣喜万分。

　同玛丽和波尔的相识是我一生的幸运。两位老人始终如一地对一个普通的中国青年学生表现出的无私的爱、宽厚和慷慨，奠定了我对美国人民的认识理解之基础。

　毫无疑问，玛丽和波尔福商和幸福感极高，无论是他们自己评价还是别人评价。

　美国人是世界上最友好、最外向、最慷慨、最大方、最容易交朋友的。我从1979年始就如此认定，因为玛丽和波尔。

第六章　友情和幸福的关系

休和莫纳

休是堪萨斯州一个农业广播电台的播音员。1984年5月，休参加州长卡林率领的堪萨斯州友好省州访华团专程来郑州访问，当年应该是47岁，正当年富力强。大脑袋、棕色皮肤、戴副眼镜、高高大大、宽宽胖胖、有点美国印第安人血统的休幽默风趣，每天嘻嘻哈哈，赢得全体翻译、陪同、记者、警卫、司机们的喜爱。休同谁说话都开玩笑，不管人家懂不懂英语。

"我是堪萨斯代表团的美男子。"私下里休总是对我们强调，并要我一定准确翻译给周围的中国记者、警卫和司机们，说话时还会瞥一眼不远处正眉飞色舞同外办主任聊天的大家公认的美男子卡林州长。大家一阵哄堂大笑，引得州长直往这边张望，休笑得合不拢嘴儿。

访问很成功，双方都很满意，分手时依依惜别。去飞机场的路上，我在大巴上拿着话筒为大家唱当时流行的校园歌曲《小路》，歌曲优美动听，歌词意义深远。全车人则以合唱"友谊地久天长"回应，充满热情友好。分手时休用力握着我的手说："为你骄傲。"一句意味深长的话让我觉得所有的努力都得到了回报。

自那以后的近3年时间我和休再也没有联系过。每年圣诞节发往美国的贺卡名单上排满了州长、市长、议长、部长、处长们的名字，我们干脆完全忽略了这个风趣而讨人喜欢的播音员。

1987年1月6日，我由北京出发赴美留学，7日下午抵达匹兹堡。刚刚进到学校为我提供的一室一厅住处，休突然冒了出来。我一阵惊喜高兴，万分庆幸在异国他乡竟然碰上一个老朋友。休住了十几年的家离我宿舍仅仅几百米！休手里拿了一支笔和一张小纸头在房间里转来转去，仔细地记着什么。我也没在意，自顾自打开行李箱收拾东西。休仔细地看看我从中国带来的各色用品。

休说要回去一趟马上再过来，十几分钟工夫休又出现了，这次小卡车里带了一大堆东西来给我。锅碗瓢勺、菜刀、床单、枕头、枕套……他的一张小纸片竟然记下近20种用品，连洗手间的洗头膏、卫生纸都一并送过来，还有一辆自行车，后来派上了大用场。电话机当然立马就装上了。一部收录机虽说式样老了点，但是一点毛病都没有，装上录音带房间里顿时充满了温馨动听的女声合唱："轻轻地捧着你的脸，为你把眼泪擦干……"

那时郭峰的《让世界充满爱》正火热流行，表弟特意录制了送我。异国他乡的感觉顿时被歌声和休的热情驱赶而尽。

很快到了晚饭时间，休说他太太在家等着我呢。我欣然应邀带上礼物去休的家。休的家是一个独栋两层别墅，装饰得温馨、漂亮、舒适。休的夫人莫纳是个高个儿白人妇女，一双蓝眼睛，慈眉善目，满脸都是笑意。

晚饭间休又提起他是代表团的美男子，莫纳笑得前仰后合。我们说起在中国访问的趣事笑声不断，晚饭吃得开心极了。

第二天休又邀我去吃晚饭。

然后是第三天，然后是第四天。一连4个晚上休都坚持要我到他家去和他们共进晚餐。休和莫纳大概是担心我一个人会孤独想家。

很快两个月过去，我的生日到了，约了两位要好的同学，约了休来我住处包饺子，莫纳上晚班不能参加。4个人正兴高采烈地煮饺子时电话铃响了。"生日快乐，平！"电话那头是卡林州长。此时卡林已经任期满8年，刚刚卸任，是从家里打来的。我纳闷他怎么知道我今天生日，当时也没好意思问。寒暄完毕继续吃饺子时电话铃又响了，这次是现任州长海登的夫人——风度翩翩、漂亮文雅的帕特从州长官邸打来的。帕特和州长分别同我说了几句话祝我生日快乐，同时邀请我春假到州长官邸做客，至少住两个晚上。

我更纳闷了，怎么卡林和海登两位州长都知道我今天过生日？

放下电话不一会儿电话铃又响了，这回是访华代表团中的一位大企业家约翰·贾维，照例是对我生日的祝贺。

那一晚电话铃声是一个接一个，无一例外都是祝我生日快乐，无一例外都

第六章　　友情和幸福的关系

是当年访问中国代表团的成员。我只觉得莫名其妙，妙不可言。

一旁的休笑嘻嘻地望着我，不动声色。两个同学看得都傻了："你哪来这么多朋友？"

很多天以后我才想明白，肯定是休预先同这些朋友们一个一个打了电话。

那天喜爱钓鱼的休送了我一个堪萨斯州的钓鱼许可证，一年有效。

休不仅自称是代表团的美男子，还常常自称是全美国最好的农业电台播音员。提到后者，休的神态和语气使你不能不相信他不是在开玩笑。我从来也没怀疑过。

在匹兹堡的3年中我们两家有无数次的来往。我包的猪肉白菜馅饺子渐渐成为他们的最爱，常常成为聚会的理由和我的保留节目。休和莫纳非常喜欢中国学生，先后还有几位其他同学和他们建立了珍贵的友谊。有一次他们还请全体中国大陆的学生们到他家去办聚会。二十几个同学玩得兴高采烈，吃饱喝足，尽兴而归。

儿子和休的外孙女克里斯提娜是小学一年级同班同学，和更小一点的艾诗丽也成为童年时代难忘的小伙伴。儿子和克里斯提娜同台表演"石头汤"，留下了宝贵的录像资料。

1989年底毕业后我离开匹兹堡，搬到州内另一个城市罗伦斯。儿子对匹兹堡的小学校恋恋不舍，不愿离开，休和莫纳建议把孩子留在匹兹堡由他们来照顾，读完春季学期到夏天再转学迁到罗伦斯同我们会合。"不用交托儿费。"休依然风趣。

考虑到儿子的英语也许这一学期就能彻底过关了，我们高高兴兴地接受了建议。就这样，儿子在一个纯英语环境里，在一个专业播音员的家里，和他们的两个外孙女还有她们的单身妈妈一起在一个屋檐下生活了4个月，到离开休的家时，儿子已经是一口纯正流利的美国口音，这无疑让人喜出望外。

我同休和莫纳的联系从来没有中断。其间又从罗伦斯回匹兹堡看望过他们几次。2002 年我曾一个人开车在美国到处转悠了一个多月看望老朋友们。当时休和莫纳由于工作关系短期搬到俄克拉荷马州，我跑去看望，在休的家里住了四五天，可把他们乐坏了。

2003 年，母校老校长突然去世时我专程赶回匹兹堡参加追悼会，又一次去休和莫纳的家。家中一切如旧。连我们全家和他们两口子 1987 年的合影也仍然挂在墙上。

转眼到了 2008 年。2000 年在北京娶的老婆，2001 年生的儿子都快 7 岁了，但他们始终还没见过休和莫纳。机会突然来了，因为等绿卡批下来的时候妻子和儿子必须在美国待一个多月。想来想去在所有可去的地方中，我选择了堪萨斯州的匹兹堡，在所有可投奔的家庭中我选择了休和莫纳的家。

时隔 5 年我又一次返回母校，返回匹兹堡，倍感亲切。从堪萨斯城驱车往匹兹堡，行驶在 69 号公路上，我仿佛在做梦。从学校毕业整整 19 年了，一切似乎都只是昨天的事。一切似乎那么遥远、模糊而又清晰，一切似乎又如此近，近得触手可得。

堪萨斯的美丽天空蓝得让人叹气，让我们这帮北京来客禁不住停下车来。在我的再三坚持下我们 3 个人走下公路，走到一处高高的草地平躺下来，谁也不许说话。

眼望着湛蓝湛蓝的天空，雪白雪白的云朵，周边是一望无际的堪萨斯大草原，和风拂煦、阳光热烈而又明亮。

思绪飞翔……心中充满温暖的回忆和对未来的向往。

到匹兹堡是下午 5 时。休和莫纳的喜出望外溢于言表。此时的休年近 70，早已退休，由于几年前的一次车祸，腿脚稍有不便。莫纳仍然在沃尔玛上班。因为公司业务在身，我待了两晚便匆匆返回北京。临走前包了一大堆猪肉白菜馅饺子冻在冰箱里。那是离开美国回北京后，多年来第一次重操旧业。在北京生活我完全忘记了包饺子这回事。

妻子和儿子两人同休和莫纳为伴度过了愉快难忘的3个星期。

让我十分高兴的是妻子发自内心地喜爱这对美国老人。家里只有两位老人。身为单身妈妈的女儿已有自己的房子，两个外孙女克里斯提娜和艾诗丽上大学都不在身边。莫纳每天上班，妻子十分积极主动地承担了照顾休、做饭、洗衣、购物等很多家务事。儿子也很喜欢那里的生活，和新结识的称为爷爷奶奶的两位老人相处得很愉快，和家里的大花猫瓦莱成了好朋友，甚至连睡觉都和瓦莱在一起。

绿卡到手要离开了，莫纳独自一人坐在房间里暗自流泪，不舍妻子和儿子的离开。妻子无意中走进去，看到满脸是泪的莫纳吃了一惊，连忙劝慰，劝着劝着自己竟也哭了起来。

莫纳说妻子和儿子是她一生碰上的最好的最受欢迎的客人。妻子说她真的爱他们，他们是她有幸结识的最好的美国朋友。

休的幽默风趣和无穷无尽的笑话永远能让周围的人开怀大笑，莫纳的朴实无华、体贴入微永远让人感到如沐春风和美好友谊带来的幸福。

堪萨斯人很像河南人，勤劳朴实、热情好客，待人真诚友好。一旦交上朋友就有可能成为终生的好朋友。

威尔森博士

同威尔森博士相识是在1985年5月。当时堪萨斯州议会代表团来访河南，我担任翻译，全程陪同代表团的一切活动。威尔森博士当年47岁，任匹兹堡州立大学校长，随同其他6位堪萨斯的大学校长，同州参议长和众议长一起来华。在开封访问时我碰巧跟在威尔森博士身后一起爬上了开封有名的铁塔顶层，一路相谈甚欢。

那次陪团是我最难忘的一次工作经历。不仅仅由于在人民大会堂为时任全国人大副委员长的耿飚同志会见两位议长担任翻译圆满完成任务，会见完毕回到车上获得全团美国朋友鼓掌表扬，更由于那次全程陪同和许多美国人结下了延续一生的友谊。

临走时威尔森博士送了我一件印着匹兹堡州立大学字样的短袖衫。

一个月后突然又收到威尔森博士从美国寄来的两大本厚书。一本是堪萨斯出生的艾森豪威尔总统的传记，一本是英语词典。这令我十分感动，因为议会代表团二三十人寄书给我的仅此一例。"看来威尔森博士挺喜欢我。"我心里暗自思忖。

转眼一年过去了，有一天去开封出差，顺便去母校探访一位留校任教的老同学。老同学喜形于色，告诉我她马上要去堪萨斯匹兹堡州立大学留学，手续都办好了，只差签证。"威尔森校长给了我全额奖学金。"

"威尔森校长？"我几乎不相信我的耳朵，"我认识他啊。"我为同学的好运高兴的同时心中顿生一个念头。第二天我就寄出了给校长的信，直截了当地问威尔森博士能不能给我全额奖学金。

无巧不成书，就在这时我接到外事任务，一个月内陪同一位副省长去访问堪萨斯。抵达堪萨斯首府的当天晚上，万万没有想到威尔森校长和卡林州长高级助理特瑞女士一道专程前来旅馆拜访，只为一件事：亲手交给我所有留学的文件。校长的亲笔信，最要命的留学文件 I-20 等等。我看着文件上写着学校不仅提供全额奖学金，还特别为我提供免费住房，另外还提供给我助教职务——每年有4 000美元的收入。我问校长4 000美元什么概念，校长十分明白我的问题，微笑着告诉我："你不会像个国王那样生活，但是你会过得去。"我把这句话翻译给参与谈话的省外办副主任听，大家为校长的幽默风趣开怀大笑。

威尔森校长的慷慨相助使我顺利拿到所有文件，拿到签证赴美，连托福考试都是到美国后补的。

1987年春天堪萨斯州议会开会，其间威尔森博士特意为我安排了一次非常特殊的旅行。校长亲自驾车带上我和妻子去州府托皮卡，先是同当时在城里的所

第六章　友情和幸福的关系

有参加1985年州议会代表团访华的老朋友们共进午餐，这让我着实激动兴奋了一场。当年访华时的众议长海登已经就任州长一年有余，见到老朋友分外亲热。我同这位越战时的美国陆军步兵连长和他的夫人似乎特别有缘分，第一次在美国见面时就一见如故，心存默契，相互的好感溢于言表。大家这次见面又握手拥抱，十分亲切开心，惊叹我们竟然能这么快在堪萨斯州议会再次见面，当年的全程陪同人民大会堂的翻译忽然摇身一变成为今天匹兹堡州立大学的中国留学生。

十几位州政府州议会的头面人物把我的访问当成一件大事，兴奋异常，提议让我在州参议院发表讲话。

我抓住机会，泰然自若地走上讲台，在堪萨斯州参议院庄严肃穆的会堂里发表了简短而言之有物又不失热情的讲话，终于不孚众望，赢得全体议员们的起立致敬。那是值得纪念的绝无仅有的人生经验。

校长不仅给了我奖学金，后来还给了我妻子和弟弟全额奖学金使他们得以顺利来美。对我再二再三再四甚至再五的请求，校长永远是有求必应，从来没有拒绝过一次，让我20多年后每每想起仍觉不可思议。

威尔森校长对我恩重如山。

离开学校以后有一年，校长的女儿出嫁，我正好有机会去匹兹堡，同校长和他优雅的夫人见了一面，顺便送上贺礼和祝福。没想到那竟然是我此生最后一次见到威尔森校长。

再后来同校长几乎没有联系。直到2003年在北京，忽一日怀念起老校长的好，后悔怎么能这么多年没有同老校长联系，特别想携妻带子去泰国看望老校长。此时获悉老校长已离婚，后远赴泰国担任一所大学的校长，并同一位泰国姑娘结了婚。赶紧发了一封电子邮件给老校长，很快就收到回信。65岁的老校长收到我的信十分高兴，告诉我他的近况，告诉我他现在的妻子是他生命的力量和希望。我十分理解，回信告诉老校长希望能全家一起去泰国看望他和他的夫人，威尔森博士欣然应允，并表示热烈欢迎。

然而就在此后不久,突然传来老校长在泰国因突发心脏病猝然离世的消息。我当时正在美国忙着应付纷至沓来的面试机会,想争取拿到一份能让我再次回到北京的工作。最后确定接受科宁公司的聘任,去公司报到之前正好有时间赶回匹兹堡,参加老校长的追悼会。

独自一人驱车从芝加哥出发,奔赴远在千里之外的匹兹堡,一路上心中十分沉重伤感,思绪万千。

同老校长的子女、家人和前妻,还有众多教过我课的教授们在这种场合重逢,使人既难受又高兴,简直一言难尽。酸甜苦辣五味俱全,重逢的喜悦不免大打折扣。

我站在老校长遗像跟前,心里默默向他诉说着这么多年的思念和感激之情。一切仿佛就发生在昨天。

威尔森博士改变了很多人的命运,使之变得更美好、更幸福。

我会永远怀念威尔森校长。

结论:

(1) 被朋友关爱是一种幸福。

(2) 关心朋友、为朋友奉献是一种幸福。

(3) 我们可以自己选择的,只有朋友。朋友是我们幸福人生的重要组成部分。

(4) 交上好朋友的最大秘诀是自己努力做一个好朋友。

第七章 Chapter 7
金钱和幸福的关系

幸福商数

个人经历和感悟

由于生在新中国长在红旗下的缘故,又经历了像"文化大革命"和上山下乡那样的运动和磨炼,我们这代人对金钱和财富在很长时间内一直缺乏正确的概念。本人从开始醒悟到开始有意识地追求金钱和财富,其间经历了漫长的过程。我们一直生长在一个提倡"清贫洁白朴素的生活"那样一个充满革命浪漫主义色彩的氛围之中,一直被各种革命的理论所指导,心里对财富并不期盼、羡慕,甚至有所反感。对贫穷并不厌恶,甚至已经习惯并以为本来一生就应该清贫洁白。

艰苦朴素、勤俭节约是所有人天天挂在嘴上的话。花天酒地、铺张浪费让人感觉可耻和不屑一顾。

真正开始认真考虑此生应该有一个财富目标,应该想办法挣一些钱,是在美国生活若干年后。

对自己刺激最大的一次有关钱的人生经验之一,是发生在去美国留学的第三年。作为学校中国同学会的会长,我负责安排同学们的春节聚餐。地点定在城里一家中餐馆。因为经费有限,同餐馆老板谈了好久,费尽口舌,老板终于答应了我的要求,但那过程深感羞辱。当时没说什么,耐着心,忍着不快,笑脸面对不好对付的老板,但过后想起整个过程感觉很糟。也知道老板并不容易,怪不着老板,只怪自己手中经费太少,自己口袋里没钱。

从餐馆出来开车回家,路上咬牙切齿痛下决心:这辈子一定要干点事挣点钱,不再让自己经受"缺钱"的痛苦,让中国大陆人在钱的问题上同别处来的人一样有面子。

之后母亲于1994年初来美国住了一段,又经历了一次"缺钱"的磨难。母亲来美国半年多的时候,忽然患上视网膜脱落的眼疾,必须做手术。考虑再三,还是觉得留在美国做手术比较放心。但是手术需要4 000多美元,当时的家庭状况实在紧张。妻子在洛杉矶自费读书全靠我的不算高的工资,4 000美元是个不

第七章　金钱和幸福的关系

小的数目。无奈之下去找负责激光手术的华裔李大夫面谈，求李大夫帮忙。未料想李大夫听了我的申诉，竟然当场一口答应免去全部手术费，而且李大夫还主动说要同医院打个招呼，请医院免去全部相关费用。

"等你什么时候中了乐透奖再还给医院。"李大夫笑呵呵地开玩笑。没有要我出示任何证明，甚至连一个问题都没有问。整个过程记得就是在电梯里上楼的过程中谈完的。

我暗自发誓，一旦有钱将尽快偿还给李大夫。心中惊叹李大夫对我的完全信任，更感谢李大夫尽心尽力为妈妈治病。

1997年底我终于拿到一份工作顺利跳槽：从美国中部小城一步跳回北京。回中国前，我带着14岁的儿子，带着写好的支票，约李大夫和他夫人一起到城中的中餐馆吃港式早茶。席间我拿出支票向李大夫表示我三年多来的感激之意。

"如果我妈妈她老人家仍然健在，她会多高兴今天再见到您啊！"望着为我妈妈治病的恩人慈祥亲切的面容，我的眼泪夺眶而出。李大夫和夫人很惊讶听到妈妈1995年在中国因病离世的消息，表示了深切的悼念，同时表示这张支票他一定收下，但是会捐给本城一家慈善机构，用来帮助其他人。

离开美国前我还做了另一件计划已久的事情。我寄了一张1 000美元的支票给本城的一个华人团体。1993年大年除夕，我们全家应朋友之邀去参加这个华人团体举办的春节联欢会。没想到最后抽奖时我的入场票号82747中了当天抽奖活动价值最高的特等奖，一张的往返机票。票号巧合得令人称奇：747，不正巧是波音747吗？

当地的华人报纸还为此发了一条消息，称一位大陆人士中了大奖，获奖号码竟然是747云云。当时家中需钱用，我一时半会也没旅行计划，就转手把机票以950美元的价格卖给了我的球友，一位留学生。卖机票的过程很顺利，华人协会会长尽力帮忙，让我完成了转让。

那以后在我"梦想要做的事情"单子上就增添了一条：赠送1000美元给这

个华人团体，赞助他们每年春节联欢会的抽奖活动。实现这小小心愿令我十分欣慰，尽管用了4年之久。

1994年某日下班回家后在房屋后浇菜园子，忽然觉得想明白了关于钱的一件事，自言自语对自己说："看来到50岁的时候必须得有100万美元啊。"虽是自言自语，但是声音大了点儿，儿子听到问我："什么100万美元啊爸爸？"我不禁莞尔。

虽然那只是心中的一个想法而已，但那是生平第一次为自己设立一个关于金钱和财富的确切的、具体的奋斗目标。

其实从1989年底拿到硕士学位离开匹兹堡州立大学，开始在迈克开的档案管理公司正式上班，我就在留心如何能多挣钱的事儿，并且身体力行，积极打听寻找发财的途径。只要有消息就全力以赴，倾情投入。那几年一直就没停下来，似乎永远在同学朋友中间推销着什么东西。

后来在北京耳闻目睹诸多销售案例，往往让我失声笑出来。从1990年开始，我在美国先后涉足多达5种不同的产品。大的如今天在全中国遍地开花的安利化妆品"如新"，小的如减肥饼干、汽油添加剂，还卖过家用净水器。每次涉足我总是干得十分带劲，虽然没能从任何一个生意中真正赚到钱，但在这些过程中认识自己的能耐，认识自己的长处和特点，参加或是自己主持进行各种类型的销售培训，对确定这辈子的人生之路倒是颇有帮助。

我从此认定，自己适合做销售，是个天生有激情的推销员。但事到如今，在中国推销"幸福"，这个"人生终极目标"，所有人的"至高财富"，是我做梦也想不到的事情。

虽是做梦也想不到的事情，倒也合情合理。日积月累，水到渠成吧。

1990年初，经朋友介绍加入化妆品公司。某晚下班后在推销"如新"的路上偶然碰上另外一个特别吸引我眼球的"减肥饼干"，一下子像是着了魔，马上交钱加入，买了一大堆整箱整箱的减肥饼干码放家中。

当然即刻想到匹兹堡的一大堆同学。趁周末驾车带上样品，带上公司提供的销售宣传录像带飞奔母校。同学闻讯赶来，满满一屋子人。开场白，放录像，然后慷慨激昂一阵演讲，讲的是天花乱坠唾液横飞。手中拿的哪里是一块普普通通的富含纤维素的饼干，那简直就是会让所有中国同学马上脱贫致富的"魔饼"。

竟然有3位同学立马掏出支票本子，每人写了1000美元给我，决意加入脱贫致富大军。带上支票回家的路上一路高歌，那叫一个高兴。

那次幸亏我多长了一个心眼儿，没有即刻把支票兑现，买成减肥饼干赶紧送回去，而是耐心地等了一天，想确认同学们不会反悔。不出所料，3位同学第二天都不约而同打来电话，异口同声说反悔了，不想卷入卖饼干的大军了。我的耐心等待避免了3位同学每人损失1000美元。减肥饼干生意并没有持续太久，最终自己落下不少饼干，全家吃了好久也没吃完，只好扔掉。

到1995年，我开始有了新的想法。觉得在美国发展看不出会有出头之日，工资再涨也涨不到哪里去。在超导公司干上一辈子也就是个中层经理。在美国的高科技公司同美国人竞争，自己的文科背景似乎没有什么优势。思来想去慢慢琢磨出个道理：恐怕得重新给自己定个位。究竟什么工作才是最适合自己的，在哪里工作才能够扬长避短，最大限度发挥自己的优势？

逐步得出结论：回中国去，在中国干美国公司的事情。这样大概最能扬长避短。美国人看我是中国专家，中国人眼里我是美国专家。两边都看重我，两边都需要我，这种感觉上哪儿找？两边的沟通应该是得心应手、驾轻就熟的事情。再说了，所求的职位又是天高皇帝远的职位。首席代表总经理，权力不大但也不小。将在外什么事情得自己做主，不用事事请示，多爽啊。什么公司都敢干，什么工作都能干。无论什么工作都是实实在在为发展中美之间的经济贸易合作、科学技术交流做贡献。这种工作的使命感不用费劲寻找，它就在那儿。只要是销售，不管是销售任何东西都可以。美国有高科技，最好找一家想在中国发展生意，看重中国市场的高科技公司。

越想越兴奋,越想越觉得有道理,就开始行动。先是花100美元请人给写了一份简历,到处投。后来又无意中发现身边的城里竟然有专业为人写简历,专门为人发求职信的公司。写一封简历要500美元,公司总裁亲自写1 000美元。美国公司对提供的个人背景资料的真实性要求很严,所有的情况必须有根有据。发一封信要2.25美元,含邮票钱。公司的策略是大批量发信,以量取胜,有无数成功案例,案例显示的都是工资至少翻了一番。

仔细研究了这家公司的网站和相关资料,感觉值得一试。同公司业务人员商量的结果是第一次发1 500封信。按照行业规律,从理论上说,一般每100封信应该会接到1个电话,每3个电话平均产生1个面试,每3个面试平均出1个聘书。这样算来,我大概应该收到15个电话,会有5个面试,最终至少拿到1个聘书。很值得期待啊。

公司干这件事的专业程度真是让人叫绝。信是批量发的,但是外观看每一个信封都像是手工打字机打出来的。信是黑色字体,签名用的是蓝色,看上去就是亲笔签名,绝对想象不出是几千封一起打印出来的。也就是说,收信人看到信一点不会怀疑这封信是专写给他的,不会想到你同时发出上千封一模一样的信给不同的公司,不同的收信人。收信人是公司最高领导或是董事长,或是总裁,或是CEO,发给谁全由你定。我确定收信人必须是CEO,而公司的CEO往往兼任董事长或是兼任总裁。

我叹服世界上竟然有这样的公司提供如此的服务。

第一次花了将近4 000美元发出1 500封信,结果却非常令人失望,接到四五个电话但是没有成就一个面试。收到上百封客客气气的回信,都是婉言拒绝,说明没有需要,等有机会时再同我联系云云。

失望的等待之中,终于有一个电话约我面谈。是一家密苏里州的公司,离我并不远。我兴冲冲地开车过去,面谈的结果是立即开始为该公司联络中国的生意。条件是公司每月付我一定的咨询费,报销国际电话传真费用等等。这是一家

第七章　金钱和幸福的关系

专门从事二手重型设备翻修工作的公司，想从中国收买廉价的二手设备。

这样我开始了一段有趣的生活，白天在公司上班，晚上忙着同中国联络，寻找可买的推土机、挖掘机、自卸车等。每月按时收到咨询费，投资发信花出的 4 000 美元开始慢慢产生效益。一旦做成生意，公司承诺给一定比例的佣金，而且看起来这种生意还挺靠谱，正接洽的一单生意至少有 200 万美元以上的合同额。同时干两份工作拿两份收入的感觉不错，比搞推销卖减肥饼干或是挨门挨户推销净水器的感觉靠谱多了，关键是不累啊。打打电话发发传真，事情就开始有进展，多惬意啊。大陆那边有亲戚朋友帮忙，事情干得很顺利。

发信花出的 4 000 美元没有打水漂，我心里有了底，决定继续发信，不找到一份理想的工作，不回到中国工作不罢休。1995 年成为单身父亲，独自一个人带着 12 岁的儿子。回中国做海归的历史性决策再不用求得任何人的同意，这也成为当时不可忽视的一个条件。

嫌每封信 2.25 美元太贵了就想试试自己动手。到图书馆查资料，搜集可能感兴趣的公司名字，找到高层领导的名字，忙得不亦乐乎。动员儿子为我打信封，1 小时 5 美元报酬。忙来忙去我和儿子费了牛劲发出约 500 封信，没有一个电话打来。

思来想去心生一计，找到为我发信的公司去抱怨："你们说每 100 封信应该会有一个电话，1 500 封信我应该拿到一份工作，可我只接到 4 个电话，没有一个面试，还是没有拿到工作啊。"

其实抱怨的目的是想压价格，希望再发信的时候能少收点钱。公司很快回应，再帮我发 2 000 封信，每封信仅收 1 美元，其中还包含邮票费用。我喜出望外，没料想公司会如此慷慨。如果降价 20% 或是 30% 我肯定就会接受了，没想到一下子降了一大半。看来公司真的为我没有找到合适工作感到歉疚。

这次仔细同公司有关人员进行了深入探讨，修正了策略，确定了目标公司的性质、规模、人员数量等相关条件。我明确表示不去烟草类公司，对高科技公司最感兴趣。要求的职位是中国地区或是亚太地区总经理。我还特别提出想去美国三大汽车公司（福特、通用和克莱斯勒）工作。当时猜想这三大巨头早晚得去中国发展，中国的汽车太少了。汽车工业前程无量，中国早晚会有无数私人小轿车。

今天回头看，当时对中国汽车工业的预测还真准确。

2 076封信，2 076美元。发信日期是1997年7月30日，星期三。我于头天晚上亲自去公司取回全部封好已经贴好邮票的2 076封信，因为想确认所有的信都准确无误并且都能按时发出。心情无比兴奋激动。打开几封检查了一下没发现任何问题，第二天一早开车去邮局，一股脑把2 076封信扔进了邮箱。

这之后是一段特别难忘的日子。信发出后的第二天，竟然就接到第一个电话，以后每天几乎都有电话，有时一天接到几个电话。那是一段堪称"十分幸福"的日子，只因为突然间，自己梦寐以求的变化有了实现的可能。"希望"突然来了，突然觉得被需要，觉得"英雄快要有用武之地了"。

总计接到13个电话，集中在发信后的3个星期内，随后陆续拿到了5个面试机会。

我的人生面临变化，一个巨大的变化。内心深处分明感觉到这梦寐以求、几乎触手可得的变化将带给我的影响。每天照常上班，若无其事的样子。翻开当年的日记，生动的细节历历在目、栩栩如生。真高兴留下这些记录，不然这些清晰生动的细节绝不会保留在记忆之中。

很快，芝加哥一家做电源设备的公司寄来了飞机票请我过去面谈。至今我清清楚楚地记得驾车去机场路上时的感觉和路边的景象，犹如一部老电影中的美丽镜头，由于不断地回味而永驻心间。

那是一个凉爽的清晨，东方一轮红日喷薄欲出。我毫无困意，尽管起得出奇地早。开车奔驰在通往机场的宽阔平坦的高速公路上，周围一片静谧。本来车就不多的这段路，因为太早的缘故更显得清爽。迎着鲜艳夺目逐渐升起的太阳，不由自主联想起来，那一轮朝日不正像是我的生命，冉冉升起，迎接着这美好的

第七章　金钱和幸福的关系

一天。

初升的太阳、蓝天、天上漂浮的白云、奔驰的汽车、宽阔的高速公路、一颗对未来无限憧憬向往的心。哼着歌曲吹着口哨，一路竟是如此轻松，神采飞扬。

喜悦、期望、充满自信，从来都没有过的那么强烈的自信。

面试开始。一个问题还没谈完，面试就变成了我展现自己能力、知识和经验的"中国事务咨询会"。公司总裁面露喜色，午饭时间还没到已经开始谈论工资待遇、销售佣金等问题。看来这个聘书已有九成五的把握。

后来又有两次印象深刻的面试，其中一个是在宾夕法尼亚州的匹茨堡，一个超大的矿务安全设备公司，另一个是一家500人的医疗手术设备公司，但是这两次面试都没有结果。最后，从芝加哥公司发来了一份正式的聘书。此时已是1997年的10月初。

同好朋友迈克紧急磋商了一下细节，来回又谈判敲定一些有关搬家费、去中国工作的艰苦费、销售佣金、假期等琐碎事，正准备接受聘书的时候，突然在10月16日收到一份传真。看到那一页传真纸上醒目的公司名称不禁大喜过望。这是一家国际知名的高科技公司，世界最大的全球卫星定位仪制造商。传真是由公司负责亚太地区业务的副总裁亲笔签字发过来的。副总裁告诉我他最近刚刚从公司CEO那里拿到我信的复印件。很抱歉这么晚才联系，但是如果我有兴趣，可回个电话。

第二天找个理由从办公室溜回家打电话给副总裁，开门见山先压制人："我手里已经拿到两份聘书，您怎么这么晚才联系我？"实际上当时手中只有一份聘书，因为对公司特别感兴趣，想在谈话中占个上风，一不小心就吹了个大牛。那边副总裁十分客气，说是他拿到信当天就安排人发了那份传真给我，问我是否可以提供一份证明人名单。我马上传真过去一份8个人的名单，附带电话号码。

没过几天就接到快件寄来的飞机票，飞赴加州硅谷。此刻的心情更加沉稳，胸有成竹的感觉：手里已经有一份聘书了，当然底气十足。

副总裁是个十分特别的人，出生在南美洲的委内瑞拉，在日本学习生活长达十几年，娶了个日本妻子，有3个漂亮的混血孩子，说一口流利的日语和英语，当然也会说母语西班牙语。他中等个儿，满脸络腮胡子，一双镜片后面是一双明亮的眼睛，目光锐利，透着快乐，不失友好。我们第一眼就互相喜欢上对方，并由此建立了延续至今的友谊，这是后话。

　　一天的安排令人印象深刻：从9点钟开始接受8个人对我的面试，每小时1个人。4个副总裁，4个负责世界各地区的总经理，7男1女。

　　经过之前3次面试的考验，并且手握一份签字就生效的聘书，当然不会有丝毫的胆怯或是紧张。坦然承认自己的弱点反而听起来成了别人评价自己特别自信的依据："我本科学的是英语，硕士学位是美国历史。没有理工科教育背景，更没有测绘专业知识。对GPS基本一无所知。从来没有做过销售经理。"

　　试想如此的开场白，竟然出自应聘全球最大的GPS制造商驻中国首席代表兼总经理职位的求职者。

　　无论如何，今天回忆起这次面试过程仍然觉得十分有趣。到下午5点左右，挨到当天的第七个面试，公司在新西兰分部的总经理，一个看起来挺聪明的中年人。

　　"你今天怎么样啊？"总经理第一句问话显然是想了解我经过6个面试以后的感觉。"我想我签了6个单了。"我有一半是虚张声势，一半是真情流露。看到我如此自信、开心，两人哈哈大笑，谈话继续下去自然轻松愉快。

　　回来后同副总裁又就待遇问题在电话上谈了几次。拿到公司的聘书是面试后回到家的第三天。眼看就是年底了，赶紧同自己公司总裁谈离职的事情，两个星期的交接班，同朋友们告别等等。公司为我开了一个盛大的告别聚会。很多人闻讯赶来参加，场面温馨感人。

　　最大的事情是要同儿子分开。此时儿子14岁，正在本城上初三。有天坐在车里儿子突然问我："爸爸，我能在加州上私立高中吗？"尽管此前我从来没有

第七章　　金钱和幸福的关系

考虑过这个问题，听到儿子问，我的第一反应就是儿子要什么我都会给他，不会有丝毫的犹豫。"没问题儿子。爸爸回中国工作的目的之一也是为了你，咱们就上私立高中。"

但是儿子想留在城里读完初中的最后一个学期，这意味着他必须在本城再呆上5个多月。我的华人朋友，在州立大学当教授的杰克和朱迪两位，欣然接受了照管儿子的重托。交给杰克的儿子的生活费后来被杰克存进一个基金又交还给了儿子。杰克和朱迪的无私和慷慨让我难以忘怀。

后来的经历证明，儿子去加州上私立高中确实是个好主意。Polytechnic School 是加州帕萨提娜一个有名的优秀私立高中。3年以后儿子从那里被美国3所有名的大学录取，UC Berkeley，GEORGE TOWN 和 AMHERST，最终儿子选择了乔治城大学的外交学院。Polytechnic 对儿子的教育功不可没。

从1997年底回到北京，转眼14年过去了。中间于2003年又接受新的挑战，加盟世界最大的钎焊片公司，至今8年有余。在职业生涯道路上我一直努力让自己有使命感，而不仅仅是为打工挣钱，养家糊口。当年在农村经受的所有锻炼，今天依然是自己精神动力的源泉。曾经非常习惯于把枯燥乏味的农村体力劳动同"建设社会主义新农村"和"世界革命"的"大目标"密切相连，"脸晒黑了，心练红了"，"胸怀祖国放眼世界"等等，自然而然也很容易把今天的工作同中国和世界联系起来。想来这也是当年上山下乡锻炼，中国教育的成果。

因此工作带给我的是很大的幸福感和成就感。

在中国为美国公司做事情，服务的是上百家中国客户，牵涉到很多重要领域。自己的工作完全如当初设计的，直接为中美两国间的经济贸易合作和科技交流服务，既支持了祖国的建设，又满足了美国对中国的出口需求。我每日的工作不仅直接帮助了众多中国公司和各类研究所，同时还直接造就了美国人的就业机会。

每天处理的虽然都是客户服务、技术支持及市场开发的琐碎事，但是因为有很强的使命感，我感受到极大的自豪和满足。强烈的使命感使我明确意识到，自己每日每时都在为中美两国间的友好关系发展做着贡献。

总结起来自己做对了如下事情：

（1）定位准确。在中国做美国公司的事情确实发挥了自己的优势，做到了扬长避短。

（2）回中国的时机绝佳。1987年去的美国，1997年底回中国。在美国期间是美国最好的一段时期，回中国后赶上中国最好的14年。

（3）知识就是金钱。尽管自己既无理科背景又无工科学历，但是20多年来一直在各种类型的高科技公司工作，领域从超导公司到全球卫星定位仪，从重型设备到微电子封装用的钎焊片制造，而且各不相关。隔行如隔山，每换一次工作都得从头学起。由于天生好奇心强，热爱学习，每次倒也都经受住了考验。进入任何新领域都努力钻研，虚心求教，不求成为专家，但是至少要求自己能胜任工作。在专业领域浸染日久，有时偶尔会突发灵感，做出让专业人士赞叹的贡献。

（4）追求金钱和财富首先要做到取之有道，针对自己的能力和各方面情况准确定位，同时确定具体目标。目标越具体，实现的可能性越大。

金钱和幸福的关系一言难尽

最近互联网上发生了一场争论："没有4 000万身价不要来见我。"

金钱和幸福的关系既简单又复杂。2011年4月，新浪网上发生的一次争论很能说明这个问题的复杂性，实录如下：

北师大教授董藩最近一语惊人："当你40岁时，没有4 000万身价不要来见我，也别说是我学生。"4月4日，北师大教授董藩发微博称，高学历者的贫穷意味着耻辱和失败。此言一出，立刻在微博上引起巨大争议。

在这条发于4月4日16时34分的微博中，北京师范大学房地产研究中心主任董藩教授对研究生提出要求：40岁时达到4 000万身价，否则"不要来见我"。

第七章　金钱和幸福的关系

董藩称："培养其财富意识是我工作内容之一，当然前提是合理合法致富。自己富了意味着创造了很多 GDP、税收、就业岗位，社会贡献大，也帮助了低收入者，并避免自己、家属及亲属成为社会负担。对高学历者来说，贫穷意味着耻辱和失败。"

此言一出，立刻引起巨大争议。多数网民对此持批评态度，认为教师不应用金钱来衡量学生。部分网民则认为这是一种激励。

"百分之一百七"问董藩："道德意识是你的工作内容之一吗？""bricezhang"则认为："这种激励导向是中国高等教育的悲哀。"

也有网民很认同董藩，"等待爱情的死人"评论说："虽然残酷，却是真理。高学历是为何用？制造财富，为家人谋幸福。"而"chaney"更是反问大家："激励人们创造财富有什么过错？"

面对网民的大量意见，董藩昨日在微博上共发表了47条回复，进一步表达了观点。

面对"胡吹乱弹"写来的讽刺打油诗，董藩还用打油诗回复，称"本是励志一句话，何必暴跳伤心肝"。

任志强等地产界知名人士多表示理解。任志强认为董藩的话是老师的"一种希望"。

而北京大学的黄益平、中国传媒大学的初广志等教授则表示反对。黄益平说："非常不赞成。难道财富是评价成功的唯一标准么？"曾任华东师大教授的上海浦东新区副区长张恩迪则说："当看到董先生这段微博，方知不同的导师有如此不同的价值观。"

部分微博交锋实录如下：

董藩舌战网民：你父亲其实很希望你发财。

@吴喜高："对高学历者来说，贫穷意味着耻辱和失败。"大学你还要上吗！

@董藩：不上大学更是失败。

@卜颖飞：还好不是我父亲这么说！

@董藩：你父亲其实很希望你发财。

@狡兔2032：人生如果只为钱，不需要读书。

@董藩：错了，财富榜上已经没有农民了。

@境随心变2053490893：能当上你的学生却达不到你的要求。你觉得是老师的耻辱还是学生的耻辱？

@董藩：都是耻辱。

@哈蕾微仙：大叔啊，我觉得您学生过得幸福快乐就可以了。

@董藩：大侄女啊，没有钱会幸福吗？

一位署名张宇的网友对董藩的言论作了如下评论：

"4 000万"之所以触动公众神经，是因为董教授以一名教师的身份，说出了一句市侩的豪语。在无数研究生愁于就业、无数毕业生苦于生计的今天，此言不犯众怒才怪。

追求财富是应该的，但只用财产来衡量人却要挨骂。学生钱挣得不够多，就被老师否定，这放在任何年代都是反面教材。不是穷人仇富，而是大家见不惯有人嫌贫。

启功先生为北师大题写的校训"学为人师，行为世范"，相信董教授知道。天安门广场上竖起的孔子青铜雕像，相信董教授也见过。道德的血液如果能从教师身上更多地流到学生身上，我们的明天就会更有希望。

（全文引自http://news.sina.com.cn/s/2011-04-06/074522242457.shtml，张宇）

作为博士生导师，董教授发的这条微博表达的思想确实存在一定的缺陷，有误导学生价值观之嫌，值得探讨争论。引起广泛关注也许是董教授口无遮拦、语不惊人死不休的目的。

每个人对钱和财富的追求和渴望程度说到底是一个非常个人的问题，并不能据此判断谁对谁错，谁失败谁耻辱，更不能说只有变为大富翁、大企业家才是

第七章　金钱和幸福的关系

通向幸福的唯一途径。毕竟世界上的大富翁、大企业家永远只会是人群中的一小部分，平民百姓永远会是人群中的绝大多数。绝大部分高学历者在中国可能算不上是"贫穷"阶层，除非董教授对"贫穷"的定义不同。而有钱没钱更需要界定有多少钱算是有钱，没多少钱算是没钱。

近些年，世界各地幸福学的研究者们做了大量五花八门的调查，试图搞清楚金钱和幸福感究竟是何种关系。事实上，这两者之间的关系随着其他多方面的因素的不同而呈现出繁纷复杂的变化，值得认真探讨。

在一些特殊情况下，金钱的拥有程度同幸福感毫无关系。

网上有文章称，2005年12月，美国福布斯杂志公布了以美国最富有的400个人和另外1 000多中低收入者及穷人为对象做的以"幸福指数"为专题的比较调查的结果。调查中，以数字7表示"非常幸福"，1表示"非常不幸"，最后的统计结果显示，超级富翁们的幸福指数是5.8。在过去20年间断断续续的调查中专家们还发现，居住在寒冷的北格陵兰岛的因纽特人的幸福指数也是5.8。此外，还有肯尼亚的游牧民族马赛人，他们生活在简陋肮脏的草棚内，没有电也没有自来水，而幸福指数同样为5.8。

限于时间关系，笔者没有找到上述资料的原始出处。假定福布斯的确得出过这样的调查结论，则它可以说明在特定情况下，"金钱同幸福"没有任何直接的关系，在世界不同地区，极富和极贫的人可能感到相同程度的幸福。

但是这样的调查帮不了我们，因为福布斯也发表过与上文完全相反的结论——来自2010年7月15日福布斯中文网的一篇文章称，盖洛普世界民意调查（Gallup World Poll）的研究员们为此在2005～2009年期间对155个国家的数千名受访者进行了调查，调查结果证实了许多人长期以来一直都怀有疑虑的一件事：金钱的确可以买到幸福——至少是某种形式的幸福。在一份相关报告中，研究员们研究了高国民生产总值的国家在幸福感指数上最终胜出的原因，并发现了生活满意度和收入之间的关系。

在此我无意于搞乱读者的思路，我们的目的是搞清楚在中国当前的情况下，在当今这个表面上有点纸醉金迷的社会，金钱究竟扮演着何等角色，在何种程度上左右我们的"幸福感"，我们又应该怎样认识金钱和幸福的关系，以提高自己的幸福感。

金钱与幸福感有一定关系

首先，我们必须承认，金钱的拥有程度同一个人的幸福感有一定关系。"金钱无用论"可以休矣，也早已休矣。

"金钱不是万能的，但是没有金钱是万万不能的"，这句话在现代中国人中间流行多年，可谓一语道破天机。它形象地说明了金钱的拥有程度同一个人的幸福感之间的关系。否定金钱在现代社会的作用只会误导人们，与"金钱至上"的观念同样有害。

"一分钱难倒英雄汉"，在特定情况下，因为缺了一点点对世上所谓的富人来说完全微不足道的钱财，甚至会闹出人命。近些年来不时有农村贫困生被大学录取，父亲或母亲因为发愁交不出学费而自杀的悲剧发生。这些悲剧从一个侧面真实反映出金钱同幸福的关系，因为缺少区区几千或是几万块钱竟然要了父母亲的命。

"贫贱夫妻百事哀"这句中国古语从一个方面印证了贫穷和匮乏会使人的幸福感降低。在每个城市里面，在大范围的人群中，收入水平与幸福指数直接相关，收入水平越高者平均幸福感越高。

2004年，芝加哥大学教授、中欧国际工商学院行为科学研究中心主任奚恺元与《瞭望东方周刊》合作，对中国的北京、上海、杭州、武汉、西安、成都这6大城市进行了一次幸福指数测试，意图了解每个城市当前、未来和预期下一代的幸福度。测试以随机访问的方式进行，每个城市选取了近200个样本，样本人群主要在 20～50 岁之间。《瞭望东方周刊》公布了本次调查的结果。下面是此次测试的结果及简要的分析说明。

榜1：6大城市当前幸福指数排行

测试表明，6大城市的幸福指数从高到低依次是：杭州、成都、北京、西安、上海、武汉。

榜2：当前、将来及预期下一代幸福指数比较

测试表明，总的来看，人们都认为将来会比现在更幸福；下一代会比自己更幸福。武汉、上海、杭州、成都等4个城市的居民认为下一代比自己将来更幸福，西安、北京居民则持相反的看法。不过总体上，大家对将来幸福的预期与对下一代幸福的预期相当接近。换言之，大家都认为自己将来的幸福程度和下一代的幸福程度差不多。

相对而言，北京人对将来特别乐观，上海人就没那么乐观。武汉人对下一代抱有相对更高的期望。杭州人的3项幸福指数相对都很高。

榜3：当前幸福指数与人均月收入对照

测试表明，从各城市之间来看，人均月收入与幸福指数没有直接关系，上海人均收入最高，幸福指数排倒数第二位；成都人均收入最低，幸福指数排第二位；杭州人均收入居中，幸福指数最高。

榜4：各城市幸福指数与月均收入对照

测试表明，在每个城市里面，收入水平与幸福指数直接相关，收入越高越幸福。

结合榜3的测试结果，说明在同一国家里的不同城市之间，富有的城市不比相对贫穷的城市更幸福；但同一城市里，富人比穷人幸福。这说明财富对幸福的影响是相对的，在同城里，富人穷人相对容易比较，所以富人幸福，跨城市相对不容易比较，所以富有的城市不比相对贫穷的城市幸福。

从中还可以看到，在上海，月均收入不到1 000元的人很不幸福，到了

1 000元以上，差距就相对比较小了；武汉则不同，月均收入3 000元以下差别不多，3 000元以上差别比较大。成都低收入人群是最乐观的，月均收入低于1 000元的人群，幸福指数甚至不比月均收入两三千元的人低。

榜5：各城市幸福指数与月均收入综合排行

在此次测试中，我们将收入水平分为4个等级水平，依次是月收入低于1 000元(<1k)、1 000～2 000元(1k～2k)、2 000～3 000元(2k～3k)、3 000元以上(>3k)。测试共在6个城市中进行，因此按城市和收入，共有24组群体。对这24组人群的幸福度进行比较，得到的结果如榜5所示。

从榜5可看出，最开心的人是杭州月收入超过3 000元的居民，其次是武汉月收入超过3 000元的人，排列第三位的是成都3 000元以上的人。最不开心的是上海月收入低于1 000元的居民，其次是北京1 000元以下的人。这说明在收入不高的城市，相对更容易获得幸福，在收入普遍较高的城市就相对更不幸福。

（《瞭望东方周刊》记者胡润峰）

当然，本次测试有诸多不足之处，其结论仅具一定参考价值，奚恺元本人也强调这并不是一个严密的科学实验。但测试结果还是显示，金钱与幸福感有着非常紧密的联系，对于绝大多数平民百姓而言，金钱绝对是左右幸福感的一个因素。"钱买不来幸福。"有人经常会这样说。是的，这句话在某些情况下一定有它的道理。但是"贫穷"能买来幸福吗？显然更不能。而钱在很多时候其实是能"买来"幸福的。比如，一个被贫穷逼迫退学的孩子，拿到一笔好心人捐出的学费。比如，一个为孩子重病无钱医治而痛不欲生的母亲得到某一位或多位富裕或不算富裕的人们的热心资助。比如，无数孩子受惠于25万元钱一所、全国已建成的成千上万的希望小学。比如，上百万中国农村的贫穷母亲因为"母亲水窖"而获得较为干净的饮用水。那"母亲水窖"的代价只是区区1 000元人民币而已。

在某些特定的条件下，金钱和财富成了救命钱，为无数人"买"到了幸福。

金钱同幸福感有一定的关系还能从下列假设得以证明：在任何一个城市中

随意挑出 100 位较为贫穷的月收入在 1 000 元左右的人和 100 位较为富有的月收入在 10 000 元左右的人进行比较，收入高的人群的平均幸福指数会高于收入低的人群。这似乎不太会有争议。

幸福与经济发展之间的关系若即若离。传统经济理论认为，一个国家或一个城市公民的整体幸福水平，往往与该国家或该城市的 GDP 有着紧密的有机联系，所以"幸福指数"首先就是一个"实实在在"的经济发展指标。

金钱同幸福不是直线关系

并不是拥有金钱越多就越幸福，尽管很多人并不相信这个说法，但这是事实。在国外，有心理学家花费大量的时间来研究金钱和幸福的关系，几乎得出了相同的结论——那就是在基本需求得到保障的前提下，拥有金钱的数量与幸福感并不成绝对的正比。也就是说，并非拥有金钱越多就一定会越幸福。

美国社会心理学家莱恩博士也曾专门就金钱与幸福的关系进行了一系列的研究，得出的结论是，在最近 40 年间，自认"非常幸福"的美国人一直呈下降趋势。1960～2000 年期间，按不变价格，美国人均收入翻了 3 番，但认为自己"非常幸福"的人却从 40% 下降到 30% 左右。

对此莱恩发表了如下观点：收入水平与幸福之间并不是直线关系，而是曲线关系。在收入水平达到一定高度前，收入提高会增加幸福，但当收入水平超过一定高度时，它的进一步提高未必会明显增加幸福感。这是因为在基本需求得到满足之后，收入带动幸福的效应开始呈递减态势。收入水平越高，这种效应越小，以至达到可以忽略不计的地步。这种情形颇为符合经济学中的"边际效用递减"原理——在一定时间内，在其他商品的消费数量保持不变的条件下，随着消费者对某种商品消费量的增加，消费者从该商品连续增加的每一消费单位中所得到的效用增量即边际效用是递减的。通俗地讲，就是说当你极度口渴的时候十分需要喝水，你喝下的第一杯水是最解燃眉之急、最畅快的，但随着口渴程度降低，你对下一杯水的渴望值也不断减少，当你喝到完全不渴的时候即是边际，这时候再喝下去甚至会感到不适，再继续喝下去会越来越感到不适。把这一原理应用到金钱与幸福的关系，就像哈佛大学著名心理学家丹尼尔·吉尔伯特在他的畅销书《撞上快乐》中所写的那样："只有当财富把人从悲惨穷困的旋涡中拉出来，使之成为中产阶层的时候才会增加人们的幸福感；在此之后，财富的增加所带来的幸福感会越来越弱、越来越少。"

君子爱财取之有道

"君子爱财，取之有道。"一个人金钱和财富的来路十分重要，直接影响其幸福感。试想一个以辛勤劳动艰苦创业起家的成功企业家和一个来路不正而家存现金无数的人相比，他们的幸福感会有天上地下的差别——前者心安理得，踌躇满志；后者惶惶不可终日，日夜担惊受怕。

至于那些为了赚钱而不惜牺牲老百姓消费者健康的商人，如毒奶粉的制造者、用地沟油的餐馆老板，或以工人生命为代价换取自己财富的"企业家"，更是让人扼腕叹息。

"金钱是万恶之源。"是的，金钱和财富有极其丑陋的一面：它们有时候确实会成为万恶之源。当今社会因为贪污受贿而走上断头台的高官显贵大有人在。动辄数百万、上千万，甚至价值上亿的财富带给他们和他们至爱亲人的只有无尽的悔恨和痛苦的眼泪。这样的人哪还有幸福可谈？

且不说靠不正当途径得来的不义之财不能给人带来真正的幸福，即便就我们普通人而言，意外得来的财富也未必给我们带来更大的幸福感，反而有可能给我们的生活平添很多困扰。《知音励志》杂志2011年第5期刊登了一篇文章：《"潜伏"装穷3年：中奖500万的夫妻众叛亲离》，文章讲的是浙江丽水一个家境贫寒、靠亲戚接济度日的黄包车夫周维斌（化名）在2007年的时候，用身上仅剩的2元钱买了一注彩票，结果竟中了500万大奖。夫妻二人担心中奖的消息公布后七大姑八大姨都找他们借钱，于是决定隐瞒消息，继续装穷——好衣服不敢拿出来穿，租住的小房子不敢换成大的，甚至母亲病重，都要装作"穷"得拿不出一分钱。其间，一向在经济上接济这对夫妇的大姐夫生病需要30万元换肾，姐姐四处筹借，他们仍然没有拿出一分钱来。面对昔日有恩于他们的亲人，在最亲的亲人病重的时候他们不敢说明自己中了大奖而袖手旁观，他们心里也备受煎熬。2009年的一天，丈夫不慎酒后失言，亲戚们知道了真相，这对夫妇一下子众叛亲离。中奖固然一下子使他们的生活变得很富足，甚至偷偷在省城买了房子，但并没有给他们带来幸福。当初他们困难的时候，众兄弟姐妹真心实意地帮他们，到最后他们落了个忘恩负义的骂名。文中称："每逢节假日，被大家抛弃的周维斌又倍感失落。他希望有一天，他的兄弟姐妹们还可以跟他像从前一样和和睦睦，可是他知道这个可能性几乎为零！"

中国人向来重视钱财的来源，认为靠辛勤劳动获得财富才是正途。正如孔子所说的："富而可求也，虽执鞭之士吾亦为之；富而不可求也，从吾所好。"就是说，如果财富能够通过正当手段获取，哪怕是做个赶车的车夫我也愿意去做；但如果不能通过正当手段获取，我宁愿做我喜欢的事，也绝不肯违心地去求得那不义之财。孔子这句话隐含的一层意思就是，比起违心攫取财富，心安理得更能给我们带来幸福感。虽然在大多数情况下，对比辛勤劳动而言，作奸犯科、投机取巧、强取豪夺者能够花较少的力气更快地获得财富，但这种致富的方式为绝大多数中国人所不齿，也为中国的主流舆论所不认同。中国人更看重的是获得财富的过程是否清白，手段是否正当，而不是结果积累了多少财富。如同不以成败论英雄一样，传统的中国人不以获得财富的多少来判定一个人是否成功。正是受这样价值观的影响，我们认为，对于中国人而言，金钱得来的途径、获得的方式，与幸福感密切相关。通过自己劳动致富与通过其他不正当途径致富或者因偶交好运、天降横财给人们带来的幸福感，是不可同日而语的。

把钱花在什么地方

人们生活在当今社会很难闭口不谈钱的问题，但究竟钱在一个人的生活中有多重要，或者有多不重要，相当程度上是个人的决定。这里并没有一个统一的标准和尺度。

世界上有一部分人对金钱持完全与众不同的态度，如特蕾莎嬷嬷。这位终生为印度加尔各答穷人服务的"圣人"，一生赢得全世界无数人的衷心敬仰和爱戴。其临终时的全部个人资产不过如下：一张耶稣像，一双凉鞋，三件滚着蓝边的白色粗布沙丽——一件穿在身上，一件待洗，一件已经破损，需要缝补。毋庸置疑，特蕾莎嬷嬷的一生是相当幸福的一生，无论是她自己的感觉还是别人的评价。这位伟大的人类的妈妈以使穷人获得些微幸福为自己最大的幸福，虽身无分文，但留给全人类的财富将像阳光一样永远照亮世界。

被称为"雷锋传人"的郭明义自1994年起开始资助贫困学生，至今共有180多名特困生因为他的资助而能继续自己的学业，对于灾区群众，他不仅多次进行捐款，还积极组织募捐活动，而对于身边有困难的工友，郭明义更是不遗余力地帮助他们。十几年来，他一共捐出去了12万元，相当于自己收入的1/3，仅汇款单就有140多张，收到感谢信200多封，而自己的家却一贫如洗。但是，毫无疑问，郭明义是个幸福的人。

或许我们会说，毕竟特蕾莎嬷嬷是绝无仅有的一位修女"圣人"，毕竟像郭明义那样什么都捐的人在社会中并不常见。我们终生不会成为他们那样的人，而会成为每日为柴米油盐酱醋茶奔波的凡夫俗子，为养家糊口、侍奉老人、养育孩子忙碌，为挣到属于自己的房子和车子"打拼"，为我们作为芸芸众生所必须操劳的一切而操劳。

然而，了解学习特蕾莎嬷嬷，了解郭明义对待金钱的态度，会对我们建立更为合理的金钱观起到积极的作用，使我们不至太过于贪恋金钱而忘记"幸福存在于使他人获得幸福之中"。

结论：

（1）只有努力解决好自己一生中"钱"的问题，才能实现幸福人生。

（2）在满足人的基本需求之后，金钱与幸福的关系随着个人财富的增加而降低，直至可以忽略不计。

（3）不惜一切代价盲目追求金钱会使金钱成为痛苦悔恨的根源，彻底毁掉一个人的幸福。

（4）尽早确定自己人生的财富目标有助于实现自己的幸福人生。

虽然幸福是所有人的共同目标，金钱的拥有程度却不是决定人幸福与否的唯一条件。

幸福商数 | 第八章
Chapter 8

工作和幸福的关系

第八章　工作和幸福的关系

对待工作的三种态度

当代世界知名的幸福学大师，哈佛大学教授泰勒博士在他的著作《幸福的方法》中提及，人们对待工作有3种态度：工作、事业，或是使命感，并且说工作、事业和使命感"最早"分别由罗伯特·贝拉（RobertBellah）等5人于1996年的一本著述中提出。

简单解释，第一种态度是把工作仅仅当成挣钱的手段。第二种态度是把工作当成"事业"，重点关注如何得到升职。第三种态度是对工作怀有强烈的使命感，也是工作态度的最高境界。很显然，这3种态度中，怀有"使命感"态度的人比其他两种态度的人更能从工作中获取幸福感。

其实1921年成立的中国共产党，对使命感重要性的认知比罗伯特·贝拉要早75年。中国共产党不仅仅只是认识到使命感的重要意义，更重要的是，她成功地缔造了一支具有强烈使命感的庞大革命队伍，成为世界现代史上最成功的使命感培训大师之一。1946～1949年的国共内战，实质上就是一支具有强烈使命感的、装备简陋的军队，打败了一支无论从人数还是装备都具有较大优势，更有当时头号强国美国的支持，但是完全没有使命感的军队。中国共产党的胜利是其千千万万党员们在使命感的驱使下，团结广大人民群众共同为"使命"奋斗而取得的胜利。之后中国抗美援朝的胜利，美国人越南战争的失败，无不如此。

1971年1月6日，不满17岁的我和城郊40多所初高中毕业生2万多知识青年们一道奔赴郊区开始白手起家，创办郊区五七青年农场。在那之后的7年多时间内，使命感逐步成为我的重要精神支柱。每天令人疲惫不堪、单调而又重复的体力劳动，都被赋予神圣的使命感。我们挖的每一锹土都连着亚非拉，多打的每一粒粮食都是对世界革命的贡献。虽然扎根农村干革命同当年井冈山红军的军事斗争不能同日而语，但意义是一样的，都是为了实现共产主义。这种使命感使我的农场生涯少了很多痛苦，在艰苦劳动中或多或少地增添了一些愉悦和幸福感。

至今仍深深铭刻在心头，似乎永远不会忘记的农场生活镜头之中有这样两幕：第一幕是1972年18岁的我被批准加入中国共产主义青年团，在连队食堂前的入团宣誓。高举握拳的右手，激动地发出誓言，心中充满不再被歧视的幸福，溢满被认可的激动。被"组织"接受的感激之情，模模糊糊、隐隐约约又好像十分清晰。要继续努力奋斗下去的那种使命感，光荣加入"革命队伍"的豪情壮志，都深深地镌刻在心底深处。在追寻所谓"政治信仰"的道路上，加入共青团是我人生历程中一个重要的里程碑。

另一幕是1975年夏季麦收以后，郊区10个青年农场组织了200多辆满载小麦的交公粮的卡车，浩浩荡荡地在市区驶过。辛勤劳动获得丰收的喜悦、交公粮为国家做贡献的幸福充溢全身心。记得坐在堆满粮袋的卡车上，同学们对着街道两旁的群众大声喊道："赶快回去上班吧！"当时正值"文化大革命"，很多工厂停产，全市工业生产几乎处于半停顿状态，大街上到处是闲人。我们这些知识青年为自己没有吃闲饭而骄傲，为自己能用汗水和辛勤劳动换来整车整车的粮食而自豪。

多年之后，我的两个双胞胎表弟还绘声绘色地描述当年他们看到我在粮食车上，骄傲地告诉身边小伙伴们"那是俺二毛哥"时的喜悦心情。

今天回过头来看，知识青年上山下乡也许是十年浩劫中一场极其荒唐的群众运动，一个特殊社会里产生的畸形儿。我们生产出的那点粮食的意义同损失的接受教育的机会相比，也许完全不足挂齿。但是，当时稍许有些使命感的知识青年可能在那些艰苦的磨炼中主动争取到了更多的锻炼。他们的工作能力、组织能力、领导能力，甚至文字水平、文化素养都得到了很大的提高，因为经常要写文章、讲话、安排组织各种各样的活动。也许使命感强的知识青年们更少虚度时光，因为有那些或许完全是虚幻的使命感而少受了很多精神折磨和痛苦。

谈及七年多的农场生活，我不常用"苦"字来描述。农场生活的经历使我得到了终生受益的历练。使命感似乎从此在心中留下了不可磨灭的印记。

第八章　　工作和幸福的关系

大学毕业后我在省政府外事办公室当英文翻译。每日的工作就是同外国人打交道，西装革履出入豪华宾馆，与"面向黄土背朝天的'修地球'"工作相比，这份工作更容易产生强烈的使命感。"外事工作无小事"之类的训练，外事部门翻译的工作性质，随时而来的业务上的挑战使当时风华正茂、年轻气盛的我对工作充满热情，倾情投入，相当有成就感。

1997年，在美国生活工作11年后，我重新给自己定位，认准在中国为美国公司做事情能使我最容易找到使命感，并且最能够扬长避短发挥优势。

新工作的性质决定了我的使命感。不用找，它就在那儿。在中国为美国公司工作，既为美国创造了就业机会，又为许多中国科技部门、特殊研究单位提供急需的高科技产品和稀有产品。自信每天的工作都是在推动发展中美之间的经贸合作、科技交流，同时也尽心尽力在力所能及的范围内帮助及巩固两国人民之间的友谊。

心理学家亚伯拉罕·马斯洛曾说："人类最美丽的命运，最美妙的运气，就是做自己喜爱的事情同时获得报酬。"毫无疑问，做着自己喜爱的事情同时获得报酬的人们从工作中能得到最大的乐趣和幸福。

从事14年之久的"销售"工作，很难说我有多"喜爱"这份工作。同马琳喜爱打乒乓，姚明喜爱打篮球，王菲喜爱唱歌，李阳喜爱教英语，以及张艺谋喜爱拍电影相比，我对"销售"的喜爱远远不及上述人物对自己所选职业的热爱。但是，由于有强烈的使命感，以及获得一份报酬的激励，自己长期以来从工作中还是获得了很大的幸福感和成就感。

我梦想成为一名专职的"幸福推销员"，梦想在中国创造出"幸福推销"这一崭新的职业，这激发出了我的演讲兴趣与动力。自五月底开始，我以推销这本书为出发点，陆陆续续讲了23场。起初大部分是小规模，三五人，听众主要是出版社的社长、副社长、总编等。后来扩大到同学朋友圈子，十人八人。之后我又受邀给一些公司的中层管理人员进行培训，获得普遍的好评。我更加深刻地认识到幸福存在的意义，无论从事文化事业的总编，还是一家公司的代理商，人们对于幸福的渴求与理解都是互通的。"幸福"不应是生活的"奢侈品"，而是造物主赋予我们的"必需品"。

如今，我的梦想之一是有朝一日在数百人或者上千人的场合"推销"幸福。

我的梦想之二是发起成立一个公司，培养出成百上千专职"幸福推销员"，使"推销"幸福真的成为一个职业，并受到社会承认，成为人们喜欢的事业。

这个今天还仅仅存在于梦想之中的新领域必将为我们幸福感的提高、抑郁症发病率的下降、自杀率的下降做出突出贡献。

人们在工作中是感到幸福还是感到煎熬，究竟由什么来决定呢？

答案是"态度"。

一个人对待工作的态度决定了他是否能从工作中得到快乐和幸福。而一个人对任何一项特定工作的态度，则取决于个人的家庭背景、教育程度等诸多因素。

在现实生活中，有相当一部分人不得不为了养家糊口，或者为了自己职业生涯的奋斗目标每日做着自己不喜欢的事情，备受煎熬。很多人把工作视为身心不快乐的罪魁祸首。人们常常抱怨工作压力大，幸福感常常被繁重的工作偷走。这些人因为工作的事情而内心纠结：没有工作就会面临生存的困境，这种情况下谈不上幸福；而对工作，他们很难由衷地热爱，甚至有人将工作视为一种煎熬，对工作又爱又恨。

如何让工作使我们的幸福感得到提高而非降低呢？对此，西藏佛教导师鞑汤·吐尔库说过这样一段话："当我们仅把工作作为一种谋生手段时，我们不会去重视它、喜欢它，甚至热爱它，但当我们把它视作是深化、拓宽自身阅历的途径时，每个人都会从心底里重视它，并唤起周围的人去关心它，用工作的各个方面来丰富、完善自己。"

态度决定一切，工作本应当是幸福的源泉

星云大师认为：想要树立良好的形象，要工作。

想要获得事业的成功，要工作。

想要改善自我的生活，要工作。

想要知识学问的充实，要工作。

想要福国利民的成就，要工作。

想要他人接受的代价，要工作。

想要大家心里的赞美，要工作。

想要实现佛国的理想，要工作。

因此，星云大师说："其实人生在世，总离不开工作，能工作也是一种福气！"

1. 热爱工作，在工作中得到幸福

为什么有的人觉得工作是一种享受，而有的人觉得工作是一种煎熬呢？最主要的原因还是其对工作的态度。

有些人把工作视为一件苦差事——不得不做，但又非心甘情愿去做。但不知道有多少人曾经想过：如果不工作你一样可以衣食无忧、优游度日，这样的日子你能过多久？

还是先看一个小故事吧！忘了自己是从哪里看到这个故事的，但印象很深刻。

有一个恶棍，死后去地狱的途中遇到了天使。他一再向天使央求："把我带到天堂去吧！"天使经不起他的央求，就把他带到了天堂。到天堂后，这个恶棍发现在这里的人都有吃有喝，生活的确很安逸，想做什么都可以，但就是不许工作。开始的一段日子恶棍还觉得这种生活是享受，但日子久了，恶棍再也无法忍受，找到天使要求工作。天使说："天堂里的人都是不工作的。"恶棍说："那么请把我送到地狱里去吧，我宁愿去地狱！"这时，天使的面孔突然变成了魔鬼

的模样，面带狞笑地对恶棍说："你以为你在哪里？其实这里就是地狱。"

有的人以为，不工作的人是在天堂，工作的人是在地狱，但一旦有一天真的不让你工作了，你会发现，原本以为的天堂，其实才是真正的地狱。

我的一个朋友，一家三口生活在哈尔滨，在农垦有几千亩属于自己的土地，每年什么活儿都不用干，光收取地租就是上百万的收入。很多人羡慕这个朋友的生活，但有一天我和他通电话，他沮丧地说："我不能再这样待下去了，我都要疯掉了，我宁愿在我家小区后面弄个小摊子卖烤羊肉串。"

我的另一个年轻的朋友，本来是个公务员，家庭、工作都很顺利，但8年前遭遇了车祸，腰椎神经受损，到现在还坐在轮椅上，彻底地"提前退休"了。他曾经对我说："以前上班的时候总觉得工作没劲，但是现在只要能够让我重新站起来，做什么工作我都愿意。"

上面的故事，其实是想告诉读者朋友，无论我们从事什么样的职业，你一定要知道，工作实实在在是件幸福的事情，至少要比不工作幸福得多。

曾经有人让爱因斯坦用最简单的语言解释一下什么叫相对论，爱因斯坦说："如果你和一个好姑娘在一起坐两个钟头，那不过像两分钟；但如果你在热火炉上坐两分钟，那就像两个钟头。这就是相对论。"

其实工作也是一样。热爱你的工作，你就觉得工作是件美好的事，工作就会给你带来幸福，工作一天就像工作了一个小时；不热爱你的工作，工作对你就是一件苦差事，工作了一个小时比工作一天还累。

能够从事自己感兴趣的工作并热爱它固然是件好事，但假如从事的工作不是自己的兴趣所在，而你又无法改变时，那么你要做的，只有改变自己的心态，让自己去热爱你的工作，因为这与你的幸福相关。正如李开复所说："当你没有选择或者不容易改变现状时，'爱你所选'的尝试加上积极乐观的态度，会让你找到光明之路。"

2. 从工作中得到成就感，让自己更加幸福

美国有位智商高达 194 的天才马斯洛，他提出了一个"层次需要理论"，把人心剖析成了一座金字塔。塔尖是"自我实现"，往下依次是"尊重需求""社交需求""安全需求""生理需求"。这 5 个需求由低到高排列，支配着人心的运动。

目前，马斯洛的需求理论获得广泛的认可。而处于需求"塔尖"的"自我实现"需求，实际上就是我们在此要讨论的成就感，也可以称之为成就需求。成就需求是人们期望做得更好和渴望更卓越的潜意识，如赢得荣誉、财富，获得社会的赞许、他人的尊敬、羡慕等。《财富》杂志做的一项调查显示：失业的美国人中，绝大多数人感到沮丧不是因为自己失去了某个工作，真正让他们感到恐惧或者面上无光的是：失业让他们感到自己一文不值，他们无法继续在工作中得到被他人认可的成就感。

毫无疑问，工作让我们每个人变得有价值并因此受到尊重，当一个人从事他适合且喜欢的工作，在工作中发挥他最大的才华、能力和潜质，不断地自我创造和发展时，他就满足了自我实现的需求，也就有了成就感。而这种成就感，恰恰能使我们从工作中得到一种幸福。

让我们试想一下，当自己辛勤的工作换来公司的效益，换来领导和同事信任的目光，换来自身能力素质乃至职务的提高时，那将是怎样的一份成就感？这种成就感又怎是一份薪水可以衡量的呢？正如罗素所说："我的人生是使事业成为喜悦，使喜悦成为事业。爱你的工作，悉心去做事情，你绝不会一无所获。你会过得快乐，而这份快乐是没有人能夺去的。"

3. 工作的使命感与责任感可以让自己更加幸福

"我无法忘记 1990 年夏天那次来到加州的情景，那时我也面临着一个巨大的选择。当时年仅 28 岁的我是卡内基·梅隆大学最年轻的副教授，只要再坚持几年就可以得到 tenure（终身教授）的职位。这意味着终生的安稳，可以在世界

排名第一的大学计算机系中作研究。但是苹果公司希望我放弃这一切,我清楚地记得当时苹果公司的副总裁戴夫·耐格尔对我说的话,他举着一杯透亮的自酿葡萄酒对我发出邀约:开复,你是想一辈子写一堆像废纸一样的学术论文呢,还是想用产品改变世界?"

这段文字摘自《李开复自传:世界因你不同》。李开复说,戴夫·耐格尔的那句话直击他的软肋,点燃了他多年"世界因你不同"的梦想。1990年,李开复作出了职业生涯中第一个重要选择,放弃了对终身教授职位的追寻,加入了改变世界的队伍。

"世界因你不同",这就是李开复的使命感与责任感。在使命感与责任感的召唤下,工作与人生被赋予了不同寻常的意义。在实现这不同寻常的意义的过程中,他也实现了自己的幸福。

比尔·盖茨没有退休前,曾经有人问他:"是什么让今天成绩如此辉煌的你,依然不知疲倦地拼命工作呢?"比尔·盖茨微笑着回答:"因为我有一个想让每一个家庭的桌子上都有一台电脑的工作使命感。"

微软全球资深副总裁、微软中国公司董事长、微软中国研发集团主席张亚勤在盖茨退休之际,回忆起与盖茨交往的往事。张亚勤说,比尔·盖茨用30多年时间创立了微软公司,用创新的"技术"实现了他的梦想并且改变了世界。现在,他决定把所有的财富回馈给社会,并且全身心投入又一项能够影响世界的事业,令人敬佩。盖茨是一个对技术有热情、对人类有使命感的人。他有很多财富,但他自己的生活方式很简单,这种使命感是发自内心的,而不是装出来的。

无独有偶,曾任微软副总裁的李开复在他的自传中也多次提及比尔·盖茨的使命感。面对业界把微软评为"霸权",指责微软"欺负客户",面对微软内部高层管理人员对此的愤恨与指责,比尔·盖茨这样回应:"你们知道,我为什么创造微软吗?绝不是为了什么竞争。我的目的很简单,我有一个每个书桌上有一台电脑的梦,而我知道这个梦需要电脑降低价位才可能实现。而我更知道,只

第八章　工作和幸福的关系

有创立一个软件标准才可能降价。这样，为了整个业界、所有的用户，我才决定创立微软。所以谁说微软不是用户第一，我第一个反对。"

其实在这个世界上，不仅仅军人、警察、教师、政治家、企业家、医生、护士等特定职业才有使命，我们每一个人都有自己的使命，无论从事什么职业，无论有多卑微，"使命"无处不在。但是别人无法告诉你，你的使命是什么，因为这得由你自己去探寻。几年前的一个夏天，我在商务印书馆的涵芬楼听新华社记者、《城记》的作者王军先生的讲座，在讲到自己为什么倾注那么多心血研究梁思成、为什么倾注那么多时间与感情写老北京时，他说道："我们每个人来到这个世上，上天都给了他一个使命。有些事是一定要去做的，只有完成了上天派给你的任务，你才没有白来到这个世界走一回。"这句话至今仍然给我带来深深的感动。事实上，你的工作就是一个实现你人生价值的舞台，从你的工作中，你可以找到人生的目的、上天派给你的使命。每个人都是造物主的杰作，每个人都被造物主赋予了特殊的、独一无二的天赋及本领。因此，每个人都应该找到自己的"使命"，以便于你可以完成你特定的、独一无二的工作。我们可以这样理解，马克思就是为共产主义理论而生，爱因斯坦就是为发现相对论而生，毛泽东就是为中国的革命而生……那么，你是否能够清楚地认识到，你来到这个世界上，是为什么而生？

我们之中的大多数人注定要过"二十亩地一头牛，老婆孩子热炕头"的生活。这没有任何错。尽管在 20 世纪 70 年代中期，年少气盛不谙世事的我曾经到处宣讲批判这一"小资产阶级人生观"，但到了 21 世纪的今天，半生过去，回头看看自己的人生，活脱脱就是二十亩地一头牛的人生境界。也许我在一头牛之外多挣来一头驴，多添了一亩半地，但仅此而已。

父母、妻儿的幸福与快乐当然是我们每个人来到这个世界上使命的一部分。事实上，我认为我们来到这个世界的使命就是追寻和体验幸福。而这个幸福同我们每个人的"小家子"，我们每个人的核心家庭有着休戚与共、息息相关的联系。

李阳为了"理想"和"事业"而不顾小家子的人生，在我看来是部分失败的人生，不足以成为学习榜样。毕竟小家子的不幸福严重影响李阳本人的幸福感。当然，我依然对他无比敬重，因为他为中国英语教育做出了无可比拟的杰出贡献。

如果在首先保证自己小家子幸福或至少兼顾自己小家子幸福的同时，能够为小家子之外的大家子做点什么，为社会做点什么，人生就会是另外一番景致。你的使命感就会更强，你从中体会到的幸福就会更深刻、更强烈。

此时此刻在笔记本电脑上敲下这些字样的我，心中满是喜悦和温暖。因为我终于又找到了对自己小家子负责之外的使命感，找到了自己想为之努力一生的目标：帮助人们提高幸福感，以此来降低社会的抑郁症发病率和自杀率。

我已经有了一群和我并肩战斗的亲密朋友。我也相信将会有千千万万志同道合的支持者和我一起努力。我只需要找到他们。

4．从工作中获取报酬，让自己获得幸福

20 世纪 80 年代，中国内地曾流行过一首歌曲《幸福在哪里》，其中有几句歌词是这样的：

幸福在哪里

朋友我告诉你

它不在柳荫下

也不在温室里

它在辛勤的工作中

它在艰苦的劳动里

啊！幸福就在你晶莹的汗水里

啊！幸福就在你晶莹的汗水里

我相信，如今绝大多数的 80 后、90 后们没有听过这首歌，也想象不到在那个年代，这首歌曾经给我们这些正处于黄金期的青年以怎样的激励，带给我们关于工作与幸福的怎样的思考。

第八章　　　工作和幸福的关系

在本书第七章中，我们探讨了金钱与幸福的关系，并且肯定，在一定的前提下，金钱的拥有数量与幸福感有着密切的关系。对绝大多数人而言，工作是金钱持续稳定的来源之一，是我们幸福的基本物质保障。通过辛勤的劳动而使自己获得应得的报酬，并让这份报酬来为实现自己的幸福服务，毫无疑问，对于大多数人而言，这是工作的重要意义之一。

如何从工作中感受幸福

如同幸福只存在我们心里一样，工作给人带来幸福还是不幸，完全取决于人的一念之间，所谓"想法改变人生""态度决定一切"的道理就在于此。

那么，如何从工作中感受幸福呢？

1. 充满激情地去工作，从而在工作中收获幸福

大多数人每天有70%或更多的时间都用在了工作上。让我们设想一下，如果在这么长的生命阶段里，你都心不在焉甚至感到对此生活状态深恶痛绝，那该是一件多么令人痛苦的事情。实际上，无论做任何工作，我们都要做到满怀激情。

有人说"劳动创造美"，有人说"劳动者是最美的人"。当一个人达到全身心地投入工作、完全忘掉自我、同工作合二为一的状态时，身上会散发出一种不可言喻的魅力。而且，相关研究表明，当处于完全投入的工作状态时，往往会产生最佳的工作效果。高涨的激情大都产生于工作中。

如何才能产生并保持工作中的激情呢？

（1）清醒地认识自己的能力与工作的困难，使二者之间保持平衡：设定的目标可以稍微高于自己的能力，但不能高得不切实际。目标的实现不能太轻松，否则人会失去挑战而丧失工作的激情；但也不能太困难以至于难以实现，因为那样会令人备受打击，甚至一蹶不振，进而对自己的能力产生怀疑，从而丧失对工作的激情。要使工作保持长久的激情，一定要使自身能力与工作困难之间存在着

一种平衡,给自己设定一个踮踮脚就能够到的目标。实现一个目标后,向下一个更难一些的目标挑战。只有这样才会激励你不断地去努力,又不会使你找不到成就感。如果一件工作难度太大或过分轻松且不断重复,你很快就会对这个工作失去兴趣,进而失去激情。

(2) 找到你工作的意义:选择一份与你的价值观不发生冲突的工作。试着列出所有你能想到的热爱当前你所从事的工作的理由,并对它们加以分析,看看这个工作中哪些要素是你所满意的,从而找出你工作的意义。当你感觉到自己的工作具有了意义、当你的技能及价值观与你的工作相互吻合时,你就会富有激情,不断向前迈进。

(3) 有目的性地去工作:不要把工作简单地看做是完成任务,要在工作中把自己的能力发挥到极致,力求得到自己能力范围内最完美的工作成果。要想想你来这家公司工作是为了什么,对你职业生涯的提升能起到什么作用。你的工作是能让你赚到更多的钱,还是能提升你的工作技能,或者充实你的精神世界?抑或几者兼而有之?在心里描绘一下,你在这个工作中可以得到什么,包括现在可以得到什么,将来可以得到什么。如果你描绘不出,又如何能实现自己的目标呢?总之,你要清楚自己工作的最终目的是什么,你能否通过自己的努力在这份工作中得到它,或者这份工作是否是你将来实现自己所设定的那个目标的一部分。只有这样,你才能在工作中找到前进的动力。

(4) 审视公司文化是否与你的价值观相符:一方面,你在进入这个公司之前,可以先了解一下这个公司的价值观。比如李开复进入苹果公司,是因为这个公司的价值观是让"世界因你不同",这正与他内心的价值观相符。另一方面,如果你在不清楚公司的价值观的情况下就进入了这家公司,你一定要结合自己的价值观对公司的价值观作一个评估。评估时,要注意倾听公司的各类强意词语和传闻,还要了解一下都有哪些人获得了晋升,其晋升的原因是什么,这些与你的价值观是否相吻合。不要忽视这个过程,只有这样,你才能在特定的阶段内对你所从事的工作保持激情。

（5）做出职业发展规划：设定一个终极目标，然后采用倒推法，从你的最终目标向后推导，每一步都问问自己："我现在是否能够胜任这种工作？"如果不能，那么我首先该做什么才能让我胜任？这样一步一步向后推导，直到你找到现在能力能够胜任的工作为止。找到这个原点，然后按照前面推导的过程一步一步地实现它，直到实现你的终极目标。当然，在这个过程中，你也可以根据自己的实际情况及条件的变化，对自身认识的变化及终极目标进行合理的调整。

2．改变你的工作心态

一个刚大学毕业、参加工作不久的中学老师，他一直觉得老天待自己不公，他认为自己无论怎样努力去做，结果都是一样。他说："在学校里，为什么我的同事都不累，就我累？为什么他们累完了，能升官，我不能？他们各方面能力都和我一样，他们有房子，我为什么没有？"他终日为此烦恼，原本井然有序的生活被打乱了，他不知道自己的想法是否有错，于是，无奈之下，他来到了心理诊所向医生求教。心理医生在与其长谈一番之后，认为这位教师的期望值过高，医生这样开导他："很多人在大学毕业后、刚刚走上工作岗位时都曾期望过高，这是一种通病。在大学时树立的理想与现实产生了落差，使人的心态发生变化。你不能认为别人有，我也能有。要想改变现状，首先就要改变心态，降低期望值，拉近与现实的距离。另外，快乐与否与钱并没有太大关系。没房没车，一样可以让自己生活得很快乐。保持自己的快乐，才是生活中最重要的。"

走出心理诊所的时候，这位老师释然一笑，感到轻松很多。后来，转变心态后的他继续努力上进、辛苦劳作，不过明显快乐许多。几年后，他也像其他同事一样过上了有车有房的好生活。

快乐与幸福，完全取决于自己的心态。《创造性工作——羯磨瑜伽：西方人的理解》一书中，哲学家埃德蒙·波尔多·塞克利对这种心态的改变作了如下的描述：

从最高的意义上说，工作应当是人类的仆人，而不是主人。我们做什么样的工作并不重要，最重要的是我们面对工作的心态。如果我们热爱工作，对其充满热情，那么原本令人讨厌的、艰苦的工作就能变成推动、丰富和完善我们生活的神奇工具。"工作造就人"这句古老的谚语蕴藏着从表面不易发觉的深刻道理。

这种心态能为我们眼下自认为平庸乏味的工作注入新的生命力。有了这种心态，时传祥才能在淘粪工这个平凡的甚至在现代人看来有些卑微的岗位上，以"一人脏换来万人净"的精神赢得人们的普遍尊敬，并因此荣获"全国劳动模范"等光荣称号。有了这种心态，李素丽才能将"一心为乘客，服务最光荣"的行业精神发扬光大，并不断钻研业务、爱岗敬业，全心全意、真诚热情地为乘客服务，从而被誉为"老人的拐杖，盲人的眼睛，外地人的向导，病人的护士，老百姓的亲闺女"，在平凡的岗位上取得不平凡的成绩。有了这种心态，平凡的售货员张秉贵才会以自己不平凡的贡献让后人塑造了他的铜像，安放在王府井大街上供人们瞻仰。

如果这些几十年前的例证同今天的年轻人关系不大，那么请看21世纪的今天闻名于世的新榜样：

香港三嫂，真名袁苏妹，人称"三嫂"，她没有上过学，一生只学会写5个字；她没做出惊天动地的伟业，只是44年如一日地为学生做饭扫地，这位82岁的普通老太太，被香港大学授予"荣誉院士"称号，并被称为"香港大学之宝"。

上海普陀区房管系统的普通水电修理工徐虎，被誉为"活雷锋"。他不仅获得了上海数千万人民的尊重和热爱，也受到了全国人民的敬仰。

南京信息工程大学当了10年宿舍管理员"阿姨"的吴光华，曾站在盛大的毕业典礼的发言台上，代表全校教职员工讲话。活生生一个大陆版的"三嫂"。不到800字的讲话，总共被学生热情的掌声打断了11次。作为学生们4年青春最完整的见证人，吴光华成了那年南信大毕业典礼上当之无愧的"人气王"。据报道，吴阿姨的演讲刚结束，29栋宿舍数理学院的学生齐刷刷地全体起立，高呼：

第八章　工作和幸福的关系

"吴阿姨，我们爱你！我们永远记得你！"并拉出了一条"蓄谋已久"的横幅，横幅上的"吴阿姨，我们爱您"几个字骤然使全场的温情指数升到最高值。就连身着校长服，坐在主席台上的李廉水校长都开始偷偷擦眼泪。这一幕被摄像机投影到了全场的大屏幕上，不少女生开始小声抽泣。

任何看似平凡甚至卑微的工作中，都存在高尚的境界。一旦明白了这一点，无论工作多么平凡，多么卑微，都不会让我们感到有失尊严。而工作中高尚的境界，完全有赖于我们自己的心态。

其实在我们的身边，时时刻刻都能看到热爱工作、辛勤劳动、尽心尽意为我们提供各种服务的可爱人物：下暴雨时匆匆赶来帮忙排水的物业小伙子，洗车店里全家上阵为你精心清洗爱车的农民工，每天进出小区向你立正敬礼的保安，曾经朝夕相伴且在节日时打来祝福电话的阿姨……

看似平淡无奇的生活其实处处都有感动。热爱工作、热爱劳动的人们每时每刻都在让我们感动。

3．平衡你的工作与生活

加拿大有个名叫欧尼·泽林斯基（Ernie Zelinski）的人，他本是一家公司的工程师，早在1986年就被所在的公司解雇了，被解雇的原因是他休了太多的假期。此后，他再也没上过一天班。现在，他是加拿大著名的畅销书作家，每天工作三四个小时。他曾经写过一本《不工作的乐趣》，在此书中，他用一张名为"少工作，多娱乐，做个优秀的工作者"的列表，对工作狂和优秀工作者进行了一番有意思的对比：

少工作，多娱乐，做个优秀的工作者	
工作狂	优秀工作者
延长工作时间	在规定的时间内工作
没有既定的目标，为表现积极而工作	有既定的目标，为实现某一重要的目标而工作
不能委派他人工作	尽可能委派他人工作
工作之外无爱好	工作之外有许多爱好
为工作牺牲度假时间	享有度假时间
只有工作中的浅薄友情	有工作以外的深厚友情
总是谈论工作问题	尽量少谈工作问题
总是忙无闲时	享有休息时间
觉得生活很艰难	觉得生活很开心

从泽林斯基的表中可以看出，优秀工作者与工作狂最主要的区别，就在于前者更知道如何平衡自己的工作与生活。人除了工作，还应当有适当的娱乐，应当兼顾自己的家庭生活。一般而言，工作狂是没有真正的幸福的，即使有，大多数也是残缺的幸福。只有把握好工作与休闲、家庭之间的平衡，才能从工作中收获真正的幸福。

如何平衡自己的工作与家庭生活，李开复博士曾提出如下建议，在此供读者朋友参考：

（1）划清界限——对家人和女朋友作出承诺，而且一定要做到。比如，我就与妻子达成"君子协定"：周末尽量不工作。到了周末，我常会收到一些有意思的沙龙、讲座、餐会等的邀请，但是我基本上一律不参加。

（2）忙中偷闲——不要一投入工作就忽视了家人。例如，即使你在学校非常忙，如果你知道女友不舒服，你也一定要记得打电话问候她，不要吝啬于表达你的关心。有时10分钟的体贴比10小时的陪伴还更受用。

（3）闲中偷忙——学会怎么利用时间碎片。例如，家人睡午觉的时候，你就可以利用这段空闲时间去上网看看你的实验结果，或回复你的电子邮件。例如，每天搭车或等车时，处理不重要的短信，或打可以等的电话。有一次，我和同事去杭州、南京、上海三个城市出差，回来后，他们都在抱怨出差太忙，累积了很多电子邮件没有回。但是，我的全部处理完了，因为我把电子邮件做了同步，在飞机上、车上，处理了所有累积的邮件，而他们在旅途中只是聊天、发呆、睡觉。

（4）好好管理时间——既然感觉到时间已不够用了，就更应该好好安排和管理有限的时间。每天结束后，把一整天做的事记下来，每15分钟为一个单位（例如：1:00～1:15等车，1:15～1:45搭车，1:45～2:45与朋友喝茶……）。在一周结束后，分析一下，这周你的时间如何可以更有效率地安排？有没有活动占太大的比例？有没有方法可以增加效率？

（5）注重有质量的时间（quality time）——时间不是每一分钟都是一样的。当我的家人欣赏韩剧时，如果我能坐在旁边，用我的笔记本电脑处理我的电子邮件，她们就认为我陪她们了。但是，当我们一家人在玩游戏时，一定需要我全神贯注，甚至连手机都应该关掉。另外，多观察家人最喜欢什么，在度假、周末时候尽量配合他们。要记得他们平时为你牺牲很多，度假、周末是你补偿的机会。

（6）言出必行，同时要制定较低的期望值。如果你想请两个星期的假，但是又不确定老板会不会批准，就不要把话说太满，只说请一个星期的假，这样如果老板批准两个星期的假期，你就能带回家一份惊讶与欣喜。

（节选自《一网情深：与学生的网上对话（李开复答青年学子）》，人民出版社2007年10月出版）

对于福商高的人，无论工作的内容是什么，自己对工作是否满意，他都能进行季节的自我调整，使工作更多地给他带来幸福而不是痛苦；而福商低的人，幸福感会因工作的顺利与失意而大起大落。只有积极修炼，提升自己的福商，才能让自己在工作中充满幸福感，成就自己事业的辉煌与人生的幸福。

结论：

（1）是否能从工作中得到幸福完全取决于我们的工作态度。

（2）有使命感的人从工作中得到的幸福要远远高于其他人。

（3）对工作的选择权影响最大的是知识。

（4）做自己衷心热爱的工作更有利于找到强烈的使命感。

（5）具备更多的知识才能尽快摆脱自己不喜欢做的工作。

（6）任何工作都能干出大名堂，你的工作态度决定一切。

幸福商数 | 第九章
Chapter 9

知识和幸福的关系

知识就是力量，知识改写人生

给大家讲个故事，一个曾经 16 岁的年轻人追寻人生幸福的故事。1971 年 1 月 6 日，这个 16 岁的年轻人同当时数百上千万的初高中毕业生一样上山下乡，到农村的五七青年农场劳动。当时在年轻人家乡所在的城市，两万多同龄人在同一天宣告了城郊 10 个五七青年农场、100 多个独立青年连队的建立。

与多数同龄人不同的是，年轻人背负着家庭出身不好的包袱。他的父亲和母亲都是教师，甚至连他的祖父和外祖父在 20 世纪 30 年代都从事教育工作。今天的你们可能完全不能理解知识分子家庭出身在 20 世纪 70 年代意味着什么，在那个时代，这样的出身就意味着歧视如影随形。

当时参军是一件最令人向往、光荣的事。下农场后不久就有一次征兵活动，北京航空兵某部来连队招兵，大家踊跃报名，梦想着蓝天白云，梦想着中央首长专机师的军旅生涯和脱离黄土地的人生飞跃。

全连队集合，由连队指导员宣读参加体检者的名单。年轻人和少数出身有"问题"的同学当然榜上无名。再一次当众被划入另册的滋味，莫名受到歧视的滋味，是这颗年轻的心最难以承受的。因为被入另册、遭受歧视的缘由同自己的个人品质毫无关系，而是深不可测、高不可攀，任谁也无能为力的"政策"使然。

入团和入党更不用说。在中学时他就没有资格加入"红卫兵"，下了乡想入团更是难上加难。但是这位年轻人不气馁、不抱怨，怀着一颗赤诚的心、一个坦荡的胸怀、一个身强力壮的躯体和使不完的力气，每日勤勤恳恳、任劳任怨，内心深处幻想着能够改变自己的命运。

最终，年轻人的努力得到一位连队领导的认可。作为一个"可以教育好的子女"（简称"可教子女"）典型，年轻人获准加入了中国共产主义青年团。

1972 年某日，入团宣誓那天的激动永远深藏在年轻人的心底。年轻人得到了极大的鼓励，明白了"出身不由己，道路真的可选择"的道理，从此信心倍增，

第九章　知识和幸福的关系

他开始彻底地相信政策的"英明"与"伟大"。

1974年，全国推荐工农兵大学生。年轻人成为全连队近200人中两个获全票的同学之一，被同学们推荐，并获连队党支部批准后上报，但他最终还是因家庭出身不合格而被否决。

那天夜里，心地善良、满脸歉意的指导员同年轻人谈心，告诉年轻人这个坏消息。伤心欲绝的年轻人难过地流下眼泪，徒步几十里路跑回家同父亲彻夜长谈。与父亲告别后，年轻人站在家附近的大街上，周围空无一人，只有路灯照着熟睡的城市。

饱受"文化大革命"冲击和摧残的父亲此时已被"解放"，再次执起了教鞭。早在20世纪30年代父亲就同穆欣、赵文甫等人共同创办了《海星》杂志。今天，世上唯一一本《海星》仍以"孤本"的身份被珍藏在北京大学图书馆内。被周围的亲人朋友誉为两袖清风、一身正气、笃信共产主义、笃信共产党，对党的教育事业无比忠诚的父亲是个彻底的乐天派。他最常讲的话便是"天塌不下来。""万一天塌下来，个儿高的顶着呢。"紧接着他会调侃说："天底下比我们个儿高的人多的是。"

父亲是全家的主心骨。当时年轻人全家有十几个当老师的，可想而知他们在"文革"中的遭遇。然而，无论是谁遇上难解的困惑，遭受了多大的委屈，如被自己曾经最喜爱的学生剪了头发，或被划为黑帮分子、三反分子、反革命分子，父亲总是轻声细语、循循善诱。有一句话他反复说了无数遍："相信人民相信党。"

凭借这样的家庭教育，遭受了人生重大打击的年轻人才能鼓足了勇气继续不懈地努力工作。先是当了班长，很快又提拔为排长。最后农场场部一纸任命，宣布年轻人为连队的团支部书记兼副连长。从另册中的一个"可教子女"到掌控了全连队100多个参军入团同学的家庭背景政治调查的"外调"大权的副连长，年轻人尝尽了苦痛与委屈，但他始终相信苦尽之后一定能有"甘来"的那一日。

面对"外调"工作中遇到的各种匪夷所思的材料，年轻人悄悄地尽己所能，利用外调的机会成全一些同学顺利参军。可笑的是，这个负责全连队征兵外调任务的团支部书记，还是没有参军的资格，连去体检的资格都没有。

不过由于肯学习、爱动脑子，又吃苦耐劳、成绩显著，年轻人被选派参加1975年郊区农场的报告团，跟今天的英模事迹报告团或是保鲜演讲团十分类似。36年过去了，所有这一切早已烟消云散。但在年轻人曾经对千百人作过的报告中，有一句话他始终未敢忘记："我们年轻人不能只追求吃喝玩乐，却不努力学习知识；不能只去丰富自己的物质生活，却不去充实自己的精神世界。"

这句当时广受农场和郊委领导的赞誉、出自"文化大革命"时期的一个21岁年轻人的话，竟然同今天的中国国情依然吻合。

事实上，"幸福商数"的话题，其实质上仍然是精神追求与物质享受之间的那种说不清道不明的关系。幸福除了要有一定的物质基础之外，更多涉及的是精神层面的东西。

一个拥有巨大物质财富却没有一个充实精神世界的人，不一定就是十分幸福的人；而一个拥有充实精神世界，但并不一定掌控巨大物质财富的人，一定是一个十分幸福的人。

2011年4月24日，收到的中国移动手机新闻中的IN语说道："一个人有了远大的理想，就是在最艰苦的时候也会感到幸福。"

太正确了，说得太好了！

这句话最好的例证莫过于中国工农红军举世闻名的两万五千里长征。尽管出发时的30万将士在抵达延安时仅剩3万余人，但那些具备远大理想，具有丰富精神境界的战士在岷山的雪坡上攀爬的时候，在大草地的泥潭里艰难跋涉的时候，在吃草根啃树皮的时候，仍然不改乐观的态度，他们选择笑对困难，笑对随时可能降临的死亡和牺牲。毛泽东、朱德、周恩来、刘少奇和邓小平是长征创举中的佼佼者。这些历史伟人们都是具备"远大理想"的思想家，是内心无比坚强，具有坚定信仰的战士，所以他们战胜一次又一次死亡的威胁，顽强地活过来了。

第九章　知识和幸福的关系

他们不但活过来了，而且活得很精彩，只因他们心中有理想，有信仰，还有很强的幽默感。

今天的我们，没有战争的硝烟，没有饥寒和炮弹的威胁，没有"文化大革命"那样令人窒息的精神压迫。但面对生产线工作的单调乏味，工作时间长而报酬低的苦恼，加班加点为加班费付出健康代价的困惑，新世纪种种新类型的"艰苦生活"，我们究竟该怎样靠着树立"远大的理想"来使自己感觉"幸福"呢？

常言说："人往高处走，水往低处流。"人们心中向往的，无非是更高的工资，更高的职位。工人希望逐步从生产线走出来；白领梦想变成银领、金领，甚至"打工皇帝"。那么，什么样的工人能最快被注意到，什么样的白领会得到提拔、培养、重用和信任呢？是阳光乐观、知足快乐、诚实负责、每天满脸微笑、朝气蓬勃、干劲十足、任劳任怨、干活争先恐后，对谁都友好热情、从不抱怨、幸福指数经常保持在8.5的张三，还是另一位终日难见笑脸，甚至经常愁容满面，每天怨天尤人，抱怨工资低工作累，说到工作学习提不起劲头，幸福感永远在5以下的李四？

答案不言而喻。别说提拔干部，人们交朋友也会倾向于选择知足、快乐、幸福感高的人，而不会愿意与每日愁眉苦脸、怨天尤人的人为友。毕竟幸福感和痛苦感都会感染人，"近朱者赤，近墨者黑"，谁都不想每天围绕在一个不快乐、不幸福的人身边。

要明白如何才能挣到更高的工资，必须了解一个公司、工厂、政府机关，甚或是一个个体户老板，是根据什么确定一个人的工资高低的。这其实是件十分简单的事情。总的来说有3个方面的因素：①你所干工作的工作性质。②你干这份工作的熟练程度。③替代你的成本和困难程度。

举例说明：某工厂的清洁工，小学毕业的小李每月工资起薪800。工作是扫地、擦桌子、倒垃圾，性质属于体力劳动，半天的培训后就上岗开始工作。万一小李嫌工资低撂挑子不干时，雇主可以不费力气随时找到另一位替补。但是热诚忠厚的小李每日勤勤恳恳，熟练程度日益提高，并且常常不计较，主动干更多的工作，两年以后工资竟然提到了1 200元，增加了50%的工资使小李喜形于色，工作更加努力。

而同时在一个工厂上班的小学同学，后来大专毕业的小张，工作地点是办公室，职务是负责采购进口部分原材料。她的工资起初是每月3 000元。小张的工作性质属于脑力劳动。

因为她每天要同国外供应商联系采购事宜，而老外不懂中文。乐观向上、特别爱笑、心里特别有主意的小张不仅努力工作，而且利用工作外的业余时间刻苦自学英语，两年以后她不仅对业务十分熟悉，英语也有很大提高，甚至可以同外商用英语电子邮件完成每天的业务工作。偶尔老外来拜访，还能看到小张叽哩哇啦同他们说得眉飞色舞，半生半熟的英语逗得老外哈哈大笑。

虽然小张越来越能干，工作量日渐加大，两年内已经能熟练完成全部国外采购任务，处处为公司着想，谈价格十分有分寸，为公司争得不少实惠，可老板刘总是个比较"抠门"的家伙，就是不舍得给小张加工资。两年过去，小张才拿到3 500元。

一气之下，小张开始"骑驴找马"，一边继续努力工作，一边悄悄找机会跳槽。很快，一个早就注意到小张的马总伸出了橄榄枝，以每月7 000元的起薪为条件，并承诺视表现可给她"采购主管"职务，这使得小张不能拒绝。

顺利跳槽的小张仅仅在一年半后就顺利升任采购主管，工资立马跳到了每月10 000元，外加年终分红。

这个例子是根据我在国内十几年的经历编出来的。在今天的中国，小李和小张的故事每天都在发生，故事的精髓是两个字：知识。

对知识的追求和掌握造成了小李和小张之间的差别，而且我们可以十分清楚地看到她们俩之间的差别会不可遏制地继续扩大。

过去说"知识就是力量"。今天知识依然是力量，并将在未来永远是力量。

第九章　知识和幸福的关系

知识将决定一个人能否在社会立足，也是决定一个人成为企业高管、打工皇帝、创业老板，或是一辈子做清洁工、搬运工、饭店门童的最要命的决定性因素。

我们绝不是说轻视从事某些工种和某种职业的人。实际上人没有高低贵贱之分，360个行业也没有高低贵贱之分。从根本上说，每个人的生命都是一样珍贵，人人生而平等。在人格上，人的尊严上，人的价值上，每一个人都是平等的。对于你的父母、你的伴侣、你的儿女、你的知心好友，你永远都是世界上那个最爱和最重要的人。

但是，由人们所干工作的性质、对所从事工作的熟练程度，和找到替补该人的难易程度所决定的每个人的工资收入，确实是有高低之分，甚至有天壤之别。

小李和小张目前的不同，以及今后的愈加不同，根本原因是由她们俩对知识的追求、对知识的掌握程度不同所造成的：小李初中都没上，小张父母亲费尽千辛万苦支持小张读完了大专。小李不喜读书写字，闲暇时间搓搓麻将织织毛衣，但她不爱学习的致命弱点注定她不能轻松拿到高薪工作。

小张感觉到学历的优势，更感到自己知识的不足，利用一切零碎时间刻苦自学国际采购业务，自学英语，常常一大早去公园苦练"李阳疯狂英语"，因而能胜任工作，赢得尊重，终于拿到高工资。

我们前面未讲完的年轻人的故事后来有了新发展。改变年轻人命运的，不是他如何卖力气，如何把皮肤晒黑、心炼红，如何把自己的青春无悔无怨地奉献给了建设社会主义新农村的伟大事业。改变年轻人命运的是"知识"。

1977年底国家恢复高考制度，年轻人考上大学外语系成为英语专业七七级学生。30年后的2008年，当年的年轻人已经人到中年（我们此时姑且称他为中年人），成为一家美国公司的亚太区总经理，常驻北京。忽一日他去拜访一位多年失去联系的老朋友、老战友。30年前高考第一天上午考完试，正是这位农场战友带他去自己家里吃的中饭。老朋友的妈妈亲自做的饭，中年人一辈子都不曾忘记。26年没联系，当时的兴奋和激动可想而知。

在老朋友的办公室落座。一阵寒暄过后老朋友的第一个问题竟然是:"我一直不明白你怎么会考上英语专业。这个问题在心里30年了一直没问,这回得问问清楚。"

"我考中文系是天经地义。"老朋友接着说,因为他的父亲是知名大学的中文系主任。"但是你怎么会考英语呢?难道你父亲是英语教授不成?"

"不是,但我父母亲都是教师。"中年人开始侃侃而谈。

"小时候家里就是书多,父亲爱买书,因此从小养成了爱看书的习惯。书架上有一本《恩格斯传》,里面一句话让我印象很深。书里说恩格斯'在给妹妹玛丽的信中,夸耀自己能用25种语言谈话。'"

"我就常常想人家能学会25种语言,我们能不能花几年工夫学一门外语呢?下乡头一年的秋天割稻子,在地头休息,我们4个同学一起聊天,我提议说咱们4个一起自学英语试试。大家一致赞同立即行动,纷纷设法找到英语教材。我用的是哥哥的初中课本。没几天两个同学就放弃了。3个月后另一个同学也放弃了英语,但是他没有放弃学习转而去攻读数理化。后来他考上工学院,这是后话。"

"我依然坚持自学英语。忽一日一个好朋友兴冲冲跑过来,手里抱着一个自己组装的六管超外差式半导体收音机,高兴地大声喊'平!给你找到一个好台!'朋友看起来像是得到了什么宝贝。仔细一听,是北京人民广播电台播放教英语的课程。当时尼克松访华后,一夜之间美国不再是最凶恶的敌人,反而成为可能的朋友。学英语不再是想要'叛国投敌'的罪证,反而成为一件提倡的事情。"

"我大喜过望,接过收音机如饥似渴似地听着。当天夜晚连夜给在北京当兵的同学写了一封信,请他代买一套教材寄来。同学很快就寄来一套12册的崭新的教材。薄薄的,每本一毛二分钱。广播每天两次,第一次晚上七点半,听不清楚,第二次九点半,清晰悦耳。"

老朋友饶有兴趣地听着,不时插句问话。中年人更来劲了。"你知道吗,一听广播教学才知道自己的发音不对,语调不准,个别发音还错得离谱。有了广

第九章　知识和幸福的关系

播等于找到了专业老师，心里更有底了，就这样一直学了下去，直到1973年学完全部12册。"

"后来呢？"同学继续刨根问底，"凭那12册就能考上大学外语系了？"

"嗨，别提了。你记不记得当年的河南唐河县马振扶事件？江青搞的名堂，一个学生同英语老师产生矛盾自杀了，江青批示'不学ABC照样干革命'！"

"记得记得。"老朋友连声说。

"就是在那以后，迫于压力，我宣布不再学英语了。再说学英语似乎同扎根农村的口号也对不上。"

中年人和老朋友一起放声大笑。两个老战友此时兴奋异常，继续开怀畅谈。

"后来到1977年底要高考了，我还坚持说不参加高考。因为觉得违背了自己'扎根农村'的誓言，觉得别扭。我母亲特别想让我考学又怕不听劝，就央求我最好的朋友跑到农场找到我，劝我参加高考。好朋友带了一大堆英语书和其他学习资料给我，并告诉我他已经开始全面复习所有要考的科目。这回是不达目的誓不罢休"。

"好朋友三两下就把我给说服了。我开始跟着省广播电台学英语，同时赶快开始复习其他课程。高考过后，我凭着中断了4年的英语学习，和那12本小册子的老底子竟然被外语系录取，简直不可思议。毕业后我在省政府当了5年英语翻译，1987年初去了美国，1998年初回国。现在专事不同类型美国公司在中国和亚太地区的经营已有十几年。"

听到这里，大家也许猜到作者就是故事的主人翁。如此多的细节不是当事人恐怕不会讲得如此清楚。

是的，我就是那个20世纪70年代的"90后"，那个16岁下乡的初中学生。17岁时，在炎热的夏夜，身薄力单的我只身拉着装了300块砖头的架子车从窑场一步一滴汗地拉到几十公里外的农场。到农场时浑身散了架，几乎站不起来。相信那是我这辈子干过的最累的活儿。农场厕所的粪坑坍塌，我们一群男女同学赤脚站在半尺深的粪便里一块一块捞砖头。当时心里就想，这辈子不会再怕什么脏活儿了。

若干年后我作为省政府外事办公室的英语翻译，因外事接待工作频繁出入当时城里最豪华的宾馆，常常会想起几年前自己和知青同伴为完成积肥任务，带着麻袋趁半夜三更、夜深人静之时翻墙进来"偷取"这个宾馆院墙边上堆积的干树叶，然后连夜运往农场。"偷树叶"的过程惊险而又充满刺激，以至今天仍然记忆犹新。

回忆会使我忍俊不禁，也令我感慨万分。我常常有机会带着一大群外国人乘坐豪华空调车在公路上疾驶而过。手执话筒面对一车美国人，口中滔滔不绝的同时依稀能看到当年农场伙房的大烟囱。过往的记忆会在刹那间如潮水般涌上心头。

我会对美国人讲述当年的经历，告诉他们我曾无数次拉着满载着各种不同东西的架子车，徒步往返在我们脚下这条路上。全车人听得津津有味，还露出各种不同的表情，有不解，有诧异，有感动。很多人会为中国人曾经有过的特殊经历而感叹，他们也不能相信我曾经干过如此不可思议的工作，如此度过本应在教室里度过的青春年华。

"文化大革命"和"上山下乡"是同外国人交谈的好话题，因为对老外来讲，那都是些非常奇怪且不可思议的事情，世上只有中国人才有的人生经历。

1996年从美国回来出差赶上农场同学聚会，纪念下乡25周年。老同学们相见异常兴奋。同学们的一群孩子竟然排队让我这个美国回来的叔叔签名题字。我不仅是同学们艳羡骄傲的老战友，还成了下一代仰慕的榜样。那也是这辈子唯一一次被人要求签名。

生活的磨难，对于年轻的生命往往不是摧残，而是历练。艰苦繁重的农活，没有让深受书香沁养的我放弃读书的梦想，放弃对知识的渴望和追求。

40年过去了，至今留在许多老同学们记忆之中的是这样一幕情景：夜幕深垂，

第九章　知识和幸福的关系

大部分同伴扛不住一天的疲惫酣然入梦,农场宿舍里的蚊帐中仍跳动着两颗灯火。一个是我随着收音机朗读英语,一个是一位回民同学在静读《可兰经》。

在那个艰苦的岁月,梦想和信仰变得一样奢侈和艰难。虽然煤油灯灯火暗弱,却能照亮心路历程。

我在美国期间有段时间特别着迷于励志书籍和有关个人发展、成功学等方面的研究成果。其中一位叫 EARL Nightingale 的著名演讲家曾非常细致地讲过知识和收入的关系,令我印象深刻。

据这位演讲家介绍,美国有人专门对许多家大公司的各个层面的人员素质进行了细致认真的调查研究,结果发现一个十分有趣的现象。在研究对象的各个方面,诸如品德、操守、纪律、正直、诚实、效率等各方面,每个层次的人员之间没有任何明显的差距。但是,调查发现了令所有人惊奇的事实:在不同层次的人员掌握的语言词汇方面,却出人意料有着非常有规律的差别。

调查结果显示,公司各个层次人员所掌握使用的词汇量同他们的职位成正比。职位越高,词汇量越大;反之,职位越低,词汇量越小。公司最高层领导,如董事长、CEO、总裁一级的词汇量显示是238,部门总经理一级人员是196,车间主任一级是147,到了工头班组长一级仅为114。

调查结果表明,一个人的职位及其所获得的报酬水平,同他所掌握的词汇量有着明显的、十分重要的关系。简单地说,那些职位高、工资高的人都是认字最多的人。反之,认字少的人一般从事最底层次的工作。

由此得出结论,任何人想进步,想有更高的收入,想干更大的事业,一定要掌握更多的知识,也就是说必须认识更多的字。因为任何种类的知识最终都是以文字形式被人所掌握的。

这不仅符合"知识就是力量"这一亘古不变的真理,也符合当今世界知识爆炸、知识量激增,竞争因而更激烈的现实。

"腹有诗书气自华。"我的一个朋友在女儿小时候就向女儿灌输这个概念。

多少年来这句话一直被反复强调。朋友要求女儿自幼练习书法，背诵古诗。女儿刻苦努力，写得一手漂亮的毛笔字和钢笔字。她的书法后来甚至被人制作成电脑软件供人购买使用，变成一种可以随意模仿的样板。朋友的女儿后来进入演艺界，成为演员兼导演。但是有别于其他人，她被公认为是当今演艺圈的"才女"，备受圈内的尊重，更是受到大众的喜爱。

只因为"腹有诗书"。

获取知识，获得幸福

如果你不想虚度年华，想对得起父母，更想对得起自己宝贵的仅有一次的生命；如果你不想守着工厂的生产线干一辈子，而是想当上车间主任，当上副厂长；如果你不想在五星饭店门前当一辈子门童，而是想当大堂经理；如果你不想在厨房干一辈子杂活，而是梦想有朝一日当上大厨甚至是总厨师，那么你的第一步，就是学习掌握更多的中文，认识更多的汉字。

新华字典中共有一万个汉字，其中约 2 000 字你一辈子也许都碰不上一次。一个初中毕业生应当认识 3 500 ~ 4 500 个汉字，一个高中毕业生应当认识 4 500 ~ 5 500 个汉字，一个本科大学生应当认识 5 000 ~ 7 000 汉字，研究生怎么也得认识 6 000 ~ 8 000，附加一门以上的外语。

事实上，全国只有极少数人能认识 8 000 个以上汉字，而这些人都能被称为汉字专家。因此，如果你从未上过高中或是初中都未毕业，但是通过自学认识了 6 000 个汉字，你的中文水平就是一个本科大学生的水平。你有基本的资格做一个大学文化程度的人且可以胜任的基层工作，因为你的文化程度从某种意义上说已经达到大学程度。

你的第二步，是学习掌握更多专业领域的知识。自选一个专业，如果你的人生目标是白领、金领，你可以选择财会或是金融等专业；如果你的人生目标是总厨,你可以选择烹饪专业。

当然,你可以两步同时走,即在学汉字的同时,学习一门自己有极大兴趣的专业知识。

还有自学外语。世界越来越小,而且会变得更小,学会一门外语几乎是任何一个21世纪年轻人必须要做的事情。最好是学英语,因为英语使用范围最广,自学条件最充分。18岁时在农场的煤油灯下自学一年英语改变了我的一生,因此我对英语情有独钟。

今天的中国人中有上亿人在学习英语,但是能脱口而出,说出一口地道漂亮英语的人还是不多见:大部分人学的是哑巴英语。

连北京这样的大都市也依然缺乏英语口语漂亮的人才,各行各业都缺。

听说过"李阳疯狂英语"吗?买一套"李阳疯狂英语标准美语口语教程",才60块钱。再买一个步步高复读机,299元。这完全是为自学者设计出来的一套完美教材。严格按照教材要求学,共50小节,每周学一小节,一年学完。然后凭你的英语口语,在北京就能轻松找到一份不错的工作。

只需要一年的努力。无论你的工作是什么,学会说一口漂亮的地道的能脱口而出的英语,你就有潜力将自己的收入翻一番,甚至更多。

知识就是力量。知识就是金钱。知识几乎就是一切。

知识是一个人终其一生需要追求的东西。

知识能使你的幸福商数更高,并能使你生活得更幸福。

结论:

(1) 一个人立足于世的最重要的东西是知识。

(2) 任何人都可以通过知识改写自己的人生。

(3) 有关幸福的知识能够提高你的幸福商数,从而使你生活得更幸福。

第十章 Chapter 10

助人为乐，给予比接受更幸福

第十章　助人为乐，给予比接受更幸福

中国文化有一个传统的理念，认为"人之初，性本善"。这六个字因为是《三字经》开篇的第一句话而为国人熟知。性本善，不但指善良、有同情心，更指多做善事、助人为乐，有句古语叫"勿以善小而不为"，其中的"善"说的就是这层意思。助人为乐是"性本善"的一个合理延伸，中国人把行善、把助人为乐当做一个人最美好的品质，并且坚信常做善事的人能够得到好的回报（即"善有善报"）。实际上，绝大多数中国人是相信"善有善报"的，我们有理由相信，在中国人看来，做善事是幸福的源泉之一，助人为乐最大的回报，就是可以提升自己的幸福感。

帮助别人真的可以使自己感到幸福吗

印度有一句古老的格言："使他人幸福才是真正的幸福。"也就是说，每个人都可以通过帮助他人获得幸福、减少痛苦而得到某种满足感，从而提升自己的幸福指数。

美国加利福尼亚大学河滨校区心理学教授索尼娅·柳博米尔斯基与她的合作者曾经用一个实验来证明助人为乐与幸福的关系。他们把实验对象分成两组，要求这两组人在6周的时间内，每周做5件好事。至于具体在什么时间做，对第一组没有要求，即他们可以在每周的任何时间完成这5件好事；而对第二组，他们则要求这组人在一周的某一天内完成5件好事。他们是这样要求实验对象的：每个接受实验者在6周内每周做5件好事，具体做什么好事由自己决定。受益人可以是同一个人，也可以是不同的人；受益人可以知情，也可以不知情。但是所做好事不得对人对己有危险的隐患。

两组参与实验的人每周日晚上提交报告，汇报自己何时何地针对何人做了什么好事。实验结果是——为他人提供关怀与帮助的确能使人感到幸福，但两组的幸福感提升程度却有很大不同，只有第二组（即一天完成5件好事的人）表示，自己做完好事后，幸福感明显高于之前的水平。对此，柳博米尔斯基这样分析：第一组参与者虽然每周做了5件好事，但其幸福感没有得到明显的提升，原因可能是他们做的许多好事都是一些小事，并且把这些小事分散到不同的时间去做，淡化了助人的性质，使之不易察觉自己是在做一件助人为乐的好事。也就是说，要求实验参与者每周做5件好事，这与他们的真实生活没有太大的区别，因此他们感觉不到自己做好事并使幸福感得到了显著的提升。

而第二组参与者，要在每一周的某一天内做5件好事，这使"助人为乐"成了一种有意实施的行为，也就是说，参与者在做好事的时候，清楚地知道自己正在做着助人为乐的好事，且在一天内就做了5件好事，显然在单位时间内做好事的频率也要远远高于第一组实验参与者，其因做好事所获得的快乐与满足也要远远高于第一组的人。实验的结果表明：多做好事、助人为乐是提升幸福水平的一个有效手段。

为什么帮助他人能使自己更幸福

纵观人类数千年的文明史，不难看出，在人类历史中的每一个时期，都存在利己主义和利他主义的实践者。我们有理由相信，在人类的未来社会中，利己主义和利他主义将继续同时存在，直至永远。因为人类社会是由数十亿不同出身，不同背景，受到完全不同文化传统习惯、教育影响的独立的个人所组成。让几十亿人同时接受一种"人生观"，变成为一种人，是十分不现实的幻想。

二战时期自愿帮助八路军的加拿大医生共产党员白求恩，最早被毛泽东称为具有"毫不利己，专门利人"精神的人，成为全中国人民心目中的英雄和道德榜样，这种精神甚至"催生"了另一种家喻户晓的精神——雷锋精神。雷锋精神，其实就是毫不利己、专门利人的精神，也就是助人为乐的精神。后来的王杰、欧阳海、刘英俊、焦裕禄等人无一例外，都是"毫不利己，专门利人"的道德榜样

第十章 助人为乐，给予比接受更幸福

人物。被誉为"雷锋传人"的郭明义，在鞍钢工作28年，捐献的钱超过自己收入的1/3；参加无偿献血20年，累计献血6万毫升，是他自身血量的10倍；他资助过300多名贫困学生，家里3辆自行车、3台电视机、1台电脑都送给了贫困儿童；他把各种补贴、奖金奖品、慰问金、慰问品都捐给了困难的同胞。当问到郭明义什么是幸福时，他说："什么最幸福？我做好事就最幸福。"郭明义之所以觉得幸福，是因为他把自己的幸福，完全建立在别人的幸福之上。

为什么帮助别人会使自己感到幸福呢？心理学家经过研究指出，最重要的原因是帮助别人的人会获得一种"社会的认同感"。也就是说，你帮助了别人，正常情况下，被帮助的人会因此感激你、喜欢你，并且在你需要帮助的时候或者他们自己有能力的时候报答你。按照马斯洛的需求层次理论，人最高层次的需求就是自我实现，就是获得社会认同。而帮助他人恰恰可以使这种需求得以满足，让社会上绝大多数人给予你积极的、正面的评价，也就是说给你很大的认同感。正是这种认同感会让我们对自身的满意指数大增，从而达到一种更高的境界，产生幸福感。这其实就是雷锋幸福感的来源，郭明义幸福感的来源，也是所有助人为乐者的幸福感的来源。

除了可以获得社会认同感，帮助他人还可以减少自己内心的内疚和负罪感，减少面对别人的不幸所产生的心理压力，从而获得幸福感。比如，你坐在公共汽车上，旁边站着一位年迈的老人，如果你不把自己的座位让给他，就会在自己的心里产生一种内疚感甚至负罪感。当你把自己的座位让给他时，你会觉得心里很轻松、很愉快。通常情况下，当别人面临困难或者苦难，你有能力帮助却没有援手以致导致损害发生甚至扩大时，自己往往会有很大的心理压力，这种心理压力甚至会伴随终生。美国著名的电影《沉默的羔羊》讲述的就是这样一种情形，电影的主人公克拉丽丝年幼时，在一个清晨被羔羊发出的尖叫声惊醒，她想去放走这些将被杀戮的羔羊，它们却一动不动，她只好抱起一只羊撒腿就跑，但那只羊太重了，最后她还是被警察拦住带回农场，然后就被送去孤儿院，在那里度过余

下的童年时光。那个羔羊惨叫的噩梦也一直萦绕在她左右……直到后来她成了联邦调查局的实习生，在一起绑架杀人案中成功击毙了连环杀人的变态恶魔"野牛比尔"，解救了受害者之后，才终于可以"睡得很沉，很甜，因为羔羊已经安静"。儿时没有成功地救下被屠宰的羔羊，让克拉丽丝长时间以来背上了沉重的心理包袱，直到成年后成功地救下了一条人命，她的心理包袱才得以卸下。而卸下了这个心理包袱，给她带来的正是幸福感。

此外，助人为乐之所以可以获得幸福感，还在于它能够改善我们对自己的认识。因为我们做好事的时候，是把自己当成一个对他人有用的人，一个富有同情心的好人。帮助他人或者做一项有意义的志愿者工作可以显示我们的同情心，可以反映我们的品质，因此助人可以赋予我们一种能够主宰自己生活的感觉。

在2008年震惊世界的汶川大地震中，中国志愿者井喷式的涌现成为事后人们津津乐道并长久谈论的一件标志性事件。汶川地震发生后，短短10天内，约有130万人次的志愿者冒着生命危险，到达灾区投入了艰苦的抗震救灾工作。这些志愿者，完全不受任何强迫或指派，而是个人自觉、自愿，并且后果自负的行动。其规模之大，人数之多，在中国史无前例。事后，报告文学作家陈歆耕所著的名为《废墟上的觉醒》的纪实报告在汶川大地震一周年祭时出版。书中称："在这场灾难中，大批志愿者的涌现，是中国社会公民意识得到强化的重要表现。"

特别值得一提的是，在《废墟上的觉醒》一书中，记录了一个在逃犯的灵魂救赎过程。在逃犯名叫雷振宇，因为家庭贫困抢劫而被公安部门通缉。他在上海隐姓埋名，艰辛奋斗，过上了比较殷实的生活。汶川地震后，他深受震撼，带着1万元现金，踏上灾区，参加了抗震救灾，并当上了一支抗震救灾志愿队的队长。本有罪恶的灵魂，在一次次救死扶伤的生死营救中得到了洗涤、升华和救赎。这个带有特殊意义的志愿者，恰好说明了助人为乐可以改善人们的自我认识。哪怕曾经是一个十恶不赦的罪犯，当他做了好事而得到社会的认可时，他也会有一种巨大的幸福感，有人因此"悬崖勒马"，有人"洗心革面，重新做人"。列夫·

托尔斯泰的长篇小说《复活》中的主人公聂赫留朵夫,也正是在这种利他的行为中,使自己的灵魂得到了洗涤和救赎,使自己重新收获了幸福感。

由于几千年的传统文化积淀,绝大多数中国人都崇尚和谐。助人能促进和谐,如今要构建和谐社会,更需要大力倡导"雷锋幸福观",要让社会形成助人风气,积极助人为乐并因此产生幸福感,令整个社会互助和谐。

从理论上来说,无论什么时代,无论处于什么经济体制下,只要能帮助别人,都会觉得幸福。因为人活着有一个社会认同需求,都习惯按照社会认同去做事。雷锋是这样,现代人也是这样。

尽管社会发展的历史证实,让中国人都成为"毫无自私自利之心"的人不过是完全不现实的幻想,但这些人物形象的树立在社会发展的过程中还是留下了深深的痕迹,起到了一定的积极作用。一个社会提倡什么、宣扬什么,会对其民众产生一定的影响。

那么,我们应该以怎样的行动与心态助人为乐?

首先,除了给自己身心带来愉悦之外,助人不应有任何其他功利性的目的。只有这样,助人的行为才能让自己的幸福感得到提升。帮助他人,其出发点是为了让别人幸福和快乐,或者为别人带来便利,免遭苦难,除此之外,帮助他人不应有任何功利性的目的。

中国神话传说中的阎罗殿大门口挂着一副对联:"有心为善,虽善不赏;无意为恶,虽恶不罚。"这副对联得到绝大多数中国人心理上的认同。倘若一个人抱有很强的功利心去做善事,他的动机就不纯正,他做好事的目的是为了使自己得到某种利益,因此这样的善行不值得表彰。抱有特定的目的去做好事的人,往往被人称之为"伪善"。中国人对"伪善"的憎恶,甚至超过对"恶"的憎恶。因为"伪善"是"善"的对立面,实际上可归为"恶"的一类,但"恶"就是恶,没有伪饰,而"伪善"有欺骗的成分在里面,是"恶+欺骗",因此"伪善"比"恶"更让人不可接受。而抱着强烈的功利心、企图心去做好事,很容易被归入

"伪善"之列。这样即使做了好事，也不会得到社会持久的认同，一旦其真实目的被揭穿，反而会遭到人们的不齿与非议。

值得注意的是，我们在此并不排斥利人利己的助人为乐行为。帮助了别人，客观上给自己带来了物质上或精神上的收益，我们认为这并不属于"伪善"。

其次，经常性地帮助他人，把助人作为一种"本能"，一种生活常态。幸福与快乐有时存有区别，有时却没区别。但从心理学的角度来看，幸福应该是一种持久的内心愉悦，而快乐有时是暂时性的，这可从"快乐"两个字中看出端倪——快乐，突如其来的欢乐，来得快，去得也快。饿时的一顿美食、春节晚会上赵本山的小品、与久别的朋友重逢……生活中，很多事都可以给我们带来快乐。但是，持久的平静、喜悦、满足、安全感，会构成更稳定的幸福感。偶尔做一次好事，也能在短时间内给我们带来快乐的感觉，但不能从根本上提升我们的幸福感。只有经常做好事，直至把助人作为一种"本能"，才会给人带来持久的幸福感。上文中索尼娅·柳博米尔斯基所做的关于助人为乐与幸福之间的关系的实验，已经很好地说明了这一点。

做好事，并非要求我们做出"英雄壮举"，而是要随时随地做一些举手之劳的小善事，这并不是什么特别困难的事情。捐献出自己收入的一小部分资助因穷困而失学的孩子，帮助他们生活得更好一些，或是在自己力所能及的范围内花时间和精力为社会的弱势群体做一些志愿服务，哪怕是帮人指个路、在公共汽车上为老弱病残者让个座，这都是我们之中大多数人能做到而且应该去做的事情，也是实实在在能够提升我们幸福感的事情。

结论：

（1）幸福确实存在于使他人获得幸福之中。

（2）帮助他人就是快乐，你会因此生活得更幸福。

（3）人与人之间密切联系，互相帮助的倾向可能深植于人类的本能之中。

幸福商数 | 第十一章
Chapter 11

幽默感
——幸福的营养品

中国哪个地方的人幸福感最高？2009年3月31日，"幸福中国——江苏卫视2009中国幸福指数调查发布盛典"在北京世纪剧院隆重举行。这次幸福大调查历时3个月之久，抽样范围涵盖全国22个省，5大自治区，4个直辖市，调查结果显示：北方人以71.27分（满分100分）高于南方人的68.48分，而其中又以东北人幸福感最高。

在找到上述资料之前，我也曾作出相同的猜测——东北人的幸福感会高于其他大多数省份的中国人。作此猜测的依据是，与中国其他省份的人相比，大多数东北人具有天生的幽默、乐观与大度。

每年春节联欢晚会上，东北笑星赵本山的小品都会给全国亿万观众带来欢乐，人们为赵本山充满幽默的表演捧腹不已。其实艺术来源于现实生活，赵本山的表演，可谓"本色表演"。如果你到过东北的农村，就会发现，东北人的幽默不用表演，只要随口说句话，其中就充满了幽默的色彩，让人忍俊不禁。东北有很多轻松俏皮的俗语，对提升幸福感有很大的帮助，比如"该吃吃，该喝喝，有事儿别往心里搁""没有过不去的坎儿"等等，试问生活在这样的大环境下，每天面对这样的人，每天以这样快乐的心情工作和生活，幸福感能不高吗？

幽默是幸福的营养品

英国世袭贵族、作家、大律师斯蒂芬·柯勒律治认为幽默是幸福的重要因素之一，他在写给孙子的书信中称："幽默感恐怕是英语民族中最令人愉快的一种品质了……幽默感一直都是英国人生活中最基本的亮点……你应该培养这种感觉，凭借它的帮助来克服人生众多考验和困难——灵光一现的幽默可以驱散愤怒、缓解痛苦，让某些看似无法忍受的事物变得可以接受。"

虽然没有专门的科学研究显示幽默感强的人福商更高，但我对这一点坚信不疑。为此我也曾在我的亲人朋友中做了一个小测试——我对身边近百个亲人、

第十一章　幽默感——幸福的营养品

朋友的幸福指数进行调查，结果发现，那些大家公认为幽默的人幸福感更高。当然，这只是一个小范围的实验，没有被专业的心理学研究所证实，但有一点确信无疑——幽默感虽然决定不了幸福，但它是快乐与幸福的营养品，它能帮你实现快乐与幸福，并巩固这一成果。

为什么说幽默感是快乐与幸福的营养品？我试图从以下几个方面进行解答。

1. 幽默是一种乐观向上的精神面貌，而乐观的人更容易感受幸福

有幽默感的人凡事爱往光明的一面看，凡事爱往好的一面想；对未来充满希望，能以笑容面对坎坷人生。

电视剧《老大的幸福》中，笑星范伟饰演的主人公傅老大就是位幽默感十足的人。傅老大名叫傅吉祥，因父母早逝，作为长兄的他，带大了3个弟弟1个妹妹，并把他们都送进北京的大学。当弟妹们长大成人、事业有成后，他也错过了人生的辉煌时期，还因没有生育能力而婚姻失败，失业下岗后成为一名足疗师。就这样，为人憨厚老实的傅老大在东北小城过着简单快乐的生活。

几个自以为事业成功、生活幸福的弟弟妹妹们回乡祭祖时了解到大哥的生活状况，认为大哥生活得不幸福，决定要帮大哥换一个活法，极力安排他来到北京。因各自生活方式、价值观念的不同，傅老大在弟弟妹妹们的家里和单位闹出了一系列啼笑皆非的事情，但也因此让大款二弟、官迷三弟、痴迷房子的四弟、股疯小妹如梦初醒，并最终得到了各自真正想要追求的幸福，傅老大也重新开始了他的幸福生活。

因写这本书，我看了《老大的幸福》这部电视剧，并被幽默、乐观的傅老大深深打动。

3个弟弟1个妹妹从北京回乡祭祖那天，当地去了很多有头有脸的人物接机。傅老大在机场看着这些由自己一手拉扯大的弟弟妹妹们如此风光，心中自然得意，憨憨地拿起手机狂拍。上坟之后众人散去，傅老大亲自给爸妈来段悄悄话，用的却是说评书的方式："爸、妈，趁他们哥几个都不在，老大再给您说上一段。话

说在辞旧迎新的美好季节，老傅家兄妹几人，怀着滚烫的孝敬之情，从北京纷纷赶回了顺城，来看二位老人。他们一来，可了不得……总之一句话，他们出息了，二老安息吧。预知后事如何，咱们下回上坟再说。"严肃的表情，幽默的语言让人忍俊不禁。

当弟弟妹妹们得知大哥的工作是足疗师，来到大哥的住处发现大哥居住条件简陋、生活清贫，断言大哥生活艰难、一定不幸福时，傅老大这样说："我难啥呀？我啥难了？我挺幸福的。你说厨房有酒有肉，有吃有喝，屋里有热炕头，院里有名牌自行车，我难啥呀？"

后来弟弟妹妹们决定带傅老大到北京享福，傅老大经过思考，决定不跟弟弟妹妹们走，他郑重其事地对他们说自己对此事进行了一番"独立思考"，结果是："顺城是生我养我的热土，热土上有我蒸蒸日上的事业。一推门，有我朝夕相处的邻居；公园里，有听我唱戏、看我评书的粉丝。顺城如此多娇，这样的生活有啥挑？小五，退票！"弟弟妹妹们看老大不走，纷纷表示如果大哥不走，大家都不走。于是老大想了想，说："我宣布，昨晚的独立思考，作废！"

毫无疑问，老大是个幽默的人。他的幽默透着对生活积极乐观的态度，任何事情，他都愿意往好的方向去理解。当剧中的梅好说自己的儿子乐乐患有孤独症，老大这样说："啥孤独症啊？咱这是贵人话语迟。"当他收留走投无路的梅好母子，并决定教她足疗的手艺时，这样对梅好说："你是傅老大亲传女弟子，属于是名门之后，在按摩界属于是贵族，贵族最大的特点就是自信。"

整部电视剧，老大的幽默处处可见。我们每个人都可以从他诙谐幽默的语言、动作和表情中，获得积极乐观精神的感染，并加深自己对幸福的理解与感悟。英国作家卡莱尔讲过："真正的幽默多出于热情而少出于理智。"星云大师认为，幽默才有禅味。多看看生活中光明的一面，如果不能改变阴暗的一面，就愉快地接受它，并善于从中发现有趣的一面。接受生活的不完美，并以轻松幽默的心态面对，才能使你的生活趋向完美。

2．幽默能帮助你排解愁苦，击败失意与挫折

罗斯福在当选美国总统之前，家里被窃，朋友写信安慰他。罗斯福回信说："谢谢你的来信，我现在心中很平静：第一，窃贼只偷走了我的财物，并没有伤害我的生命。第二，窃贼只偷走一部分东西，而非全部。第三，最值得庆幸的是，做贼的是他，而不是我。"

这就是幽默的力量。人生路上，总会有些不如意，总会有些无奈。如果能用幽默的情绪来应对，压力与窘境在你的心里就会被淡化，心态也会在重压下得到松弛。用幽默的态度对待生活，在面对压力、面对生命中的不如意时，你就不会总是怨天尤人，或者报怨命运的不公，从而保持较高的幸福感。

我的一个朋友的公司里，有一个部门经理的脾气非常暴躁，对下属要求十分严格。有一天，一个文员拿了一份广告文案进去，一会儿就听见经理大发雷霆地骂道："你写得简直太糟糕了，我看只有中学的程度！"过了一会儿，挨了骂的文员面带微笑地走了出来，望着一脸惊愕的同事们，他笑道："你们看我进步多快，昨天经理还说我只有小学程度呢，今天我就有中学程度了。"

这个文员是个了不起的人，他虽然只是一个普通的职员，不一定成功，不一定富有，但他一定会比其他人更容易感到幸福，因为他是个懂得幽默的人。面对生活、工作的压力，面对人生诸多的挫折与不如意，有时自我解嘲一下，消遣一下自己，不失为好的选择。正如钱锺书先生所说，幽默能减少人生失意的严重性。

3．幽默能使你的生活中充满笑声，有益身心

中国有句俗话："笑一笑，十年少。"根据医学、生理学研究，笑对人体各部器官都有好处，特别是对心理情绪的调整。

早在数个世纪以前，就有医生和哲学家明确指出幽默和笑有利于生理健康。弗洛伊德于1905年对个体幽默感的发展过程和对健康的作用进行了较为系统的阐述，从此幽默与健康的研究被正式纳入了心理学研究领域。美国斯坦福大学的精神病学家威廉·弗赖恩博士说："生活中如果没有笑声，人就会生病，并且会

日趋严重。而幽默则能激起内分泌系统的积极活动，从而有效地解除病痛。"

从医学的角度讲，幽默治疗功能的原理主要是笑。一些研究者认为，幽默之所以有益于身体健康是由于笑引起了许多生理变化，即遵从"幽默—笑—生理变化—健康"的模式。研究表明，当我们放声大笑时，我们的身体里会有某种更为基础的、更为生物性的东西产生，它会使我们的身体系统发生生物化学上的重要改变，体内会分泌出具有止痛效果的脑内啡呔。不仅如此，美国威斯康星大学的研究表明，人在笑的时候，"大脑中控制快乐情绪的部分可以刺激免疫系统来使其增强。"美国印第安纳州立大学曾经进行了一项实验：向一群人放映喜剧电影，而给另一群人放严肃的纪录片。随后的测试表明，看了喜剧电影的人免疫系统活动增强了40%，而且压力荷尔蒙也减少了。

事实上，如果我们觉得心情不好或者心里不舒服，说几个笑话或者看一段幽默的影视剧、小品等，可以从生理上让我们觉得好受一点。这一理论在20世纪90年代被美国应用于一些肿瘤临床治疗，医生们让化好妆的马戏团小丑进入病房，让病人躺在床上放声大笑而忘却他们正在经受的痛苦和压力。医生还雇用喜剧演员来娱乐身患癌症的人们，这产生了一定的积极效果。这一切正如一位心理学家曾经描述的那样："幽默是我们身体中最理智的一部分，是治疗剂。幽默使我们驱逐恐惧，使我们发泄对权威的不满，使我们补偿自己的不足，使我们为自己的失败复仇。心理分析家总是这样告诫我们：如果我们不在厄运面前发笑，我们就会从窗口跳楼自杀，或跑去扼杀同楼的邻居。幸好，我们中间的多数人会笑，所以死亡率大大减少。"

毫无疑问，幽默是给人带来笑的基本手段。无论在什么场合，绝大多数的笑都因幽默而产生。当我们笑的时候，我们的内心往往会发生一些奇妙的变化，虽然只是短短的一瞬间，但是我们感到自己心情变得更好，身体变得更加健康，幸福感也会随之像波浪一般向我们卷来。如果某个滑稽的场面让你一再发笑，那种因笑而带来的短暂幸福感会延续下去，在较长的时间给你带来好的心情，从而在根本上提高你的幸福感。

九种方法打造你的幽默感

幽默是幸福生活的调味剂,它不仅会使我们的谈话更加有趣,还会使我们的心态更加豁达。

如果一个人天生就具有幽默感,这可以说是上天给他的极好的礼物。但如果先天不具有幽默感,也不必为此悲观,因为每个人都可以通过后天的努力来培养自己的幽默感。许多幽默大师都认为,幽默技巧是可以一点一点习得的。

以下所列的9种方法,能帮你提升幽默感,从而提升你的福商。

1. 对你周遭的世界真正产生兴趣,随时了解周遭的新鲜事

每个人独立人格的培养,都是依靠自己以某种方式和外界连接在一起而达成的。心理上的贫困,就是由于缺乏这种连接,只是把生活和一连串例行公事、没有创造性的事物连在一起的缘故。换言之,多彩多姿且幸福的生活,乃是与现实创造性的连接。因此,如果想要自己拥有幽默的品质,必须扩大知识面。一个人只有具备审时度势的能力、广博的知识,才能做到谈资丰富、妙言成趣。要经常阅读报章、杂志以汲取新知,要培养深刻的洞察力以提高观察事物的能力,培养机智、敏捷的能力,这些都有助于一个人提高自己的幽默感。只有迅速地捕捉事物的本质,才能以恰当的比喻、诙谐的语言,使人们产生轻松的感觉。

2. 保持愉快心情,经常微笑

我们是不是应该经常性地审视一下自己:今天我心情愉快吗?今天我对人微笑了吗?保持心情愉快、愿意对人微笑,这是一种捕捉幸福的能力,具有这种能力的人,更容易感受到幸福。而具有幽默感的人,这种能力无疑要比不具有幽默感的人强很多。

与放声大笑不同,微笑是一种心境,是一种生活态度。能够经常保持微笑的人,幸福感会增强。具有一定幽默感的人,会为一些看似不经意的事情而展露欢颜,比如,看到孩子们在嬉戏玩乐,爱人或好朋友正朝着你走过来,任务圆满

达成,瞧见新奇有趣的事物……微笑代表着你有克服生活压力的能力,如果一天到晚都僵硬着脸,幽默感就会离你远去。

3. 用喜剧影视剧或喜剧小品给自己带来笑声

尝试着看一些喜剧片,听听相声、小品。我的一个朋友十分爱看喜剧小品,每次看的时候都会笑得表情夸张、手舞足蹈,而且我相信,他夸张的表情和笑声是发自内心的。有一次他来北京,强烈要求我带他去德云社听一场郭德纲的相声,他说郭德纲的相声视频他几乎全看过了,每看一次都会乐不可支。生活中的他也是个乐天派,相信这与他喜欢相声、小品有很大关系。我想,幽默不仅是自己言行幽默,也应该包含感知他人幽默的能力。也就是说,"懂幽默"也可算是幽默的一种。毫无疑问,这个同学是个懂幽默的人——当然,也是个懂幸福的人。

4. 讲述自己危险或者尴尬的经历,并从中找到笑点

用讲故事的方式,把曾经让你尴尬不已的情境述说出来,这也是提高幽默感的有效途径之一。比如,著名相声演员姜昆的作品《虎口脱险》,就是用讲故事的方式讲述了自己的尴尬经历,其中笑料不断,下面列举几段:

讲述自己掉进虎洞:"星期天自己没事上动物园,趴狮虎山那儿看老虎玩儿,正看着带劲儿哪,不知哪位缺德,一边往前挤一边起哄:'老虎出山啦!'悠——吧,把我从这儿给挤下去了。"

讲述自己听到上面有人喊"哥们儿,挺住"时的心理活动:"我一听,什么,挺住?这是什么地方,我挺得住吗?你们真是站着说话不腰疼,你们下来挺一个我看看。"

讲述因害怕而对睡着的老虎说话时是这样说的:"老虎,老虎你要不咬我的话,我保证,我保证也不咬你……你放我出去我一定好好活着,咱们听领导的话,好好干工作;在家里咱们孝敬父母,尊重弟妹;出来咱们遵守交通规则,不随地吐痰。"

……

第十一章 幽默感——幸福的营养品

正是如此绘声绘色的描述,让听的人在紧张刺激中感受到强烈的幽默效果,而当事人也把曾经尴尬或危险的经历作为自己人生中的一个笑料,而不全然是痛苦的回忆。

美国"9·11"事件之后,在举国陷入一片悲情之际,纽约市长朱利亚尼这样说:"当我们身边出现第一个再次讲起笑话的人,那一刻,这个城市就将慢慢地再度站起。"是的,当危险或者尴尬已成为过去,我们要做的绝不是沉浸在悲情或者不快当中,而是能够适当地运用幽默帮自己走出阴霾。

5.故意曲解某种让你尴尬的事实,从中找到幽默

幽默的人会善待自己,善待他人,善待生活中的失败、痛苦,甚至善待身体的缺陷。他们总会换个角度去看这一切,有意曲解一些事实,用有趣的思想、轻松的心态使自己的生活充满亮光。

一次,美国总统里根在白宫钢琴演奏会上讲话时,夫人南希不小心连人带椅跌落在台下的地毯上,观众发出惊叫,但是南希却灵活地爬起来,在200多名宾客的热烈掌声中回到自己的座位上,正在讲话的里根看到夫人并没受伤,便插入一句俏皮话:"亲爱的,我告诉过你,只有在我没有获得掌声的时候,你才应这样表演。"

在这里,里根根据"南希不小心跌落"的事实,进行了曲解——"用来获得掌声的表演",从而制造出幽默的效果。

通常情况下,人总会遇到一些倒霉事——如堵车、雨天走路被开车的人溅一身水、鸟屎落在额头上……每个事件都会引发你的怒火或者让你心情不快,但生气无济于事,只是让你心情更不好而已。更好的做法是换个角度,"曲解"一下事实,嘲笑生活中的那些小小懊恼,你的心情也会随之开朗,人也会更加幽默起来。

6.为家庭照片写上有趣的图解,或者自己绘制家庭漫画

找出一些自己与家人的照片,挑出那些最生动有趣的,或者最具有纪念意

义的，然后写上有趣的图说或者感言。

还有一招可以提升自己的幽默感，就是经常看些漫画书。如果你能自己绘制关于自己家人趣事的漫画，那无疑效果更好。李开复在小学五年级时与自己的外甥合著了一本《武林动物传奇》，书的主人公全是自己的家人，他给这些亲人们每个人都编了一个名字，他（她）们要么行侠仗义，要么惩恶扬善。在开篇的人物介绍里，李开复还根据家人的性格特征给他们画了漫画像，并做了有趣的"图说"，如李开复的四姐李开菁当时又矮又黑又瘦，李开复却给她起名"擎天柱白高飞（肥）"，配的诗是"人人都向她低头，只是因为她太高，眼睛也是十分好，是否投进了这个球？"这本幽默风趣的图文小说，家里人争相传阅，甚至邻居听说了也纷纷前来借阅。几十年后，李开复在他的自传中对此仍然津津乐道。而且此书一直被他的母亲珍藏，见证着李开复儿时幽默、聪明、无忧无虑的幸福时光。

7. 舍得拿自己"开涮"

成功的幽默经常是自嘲的。换句话说，你想逗乐别人，有时不妨拿你自己"开涮"。

德国空军将领乌戴特将军是个秃顶者。在一次宴会上，一位年轻的士兵一不小心将酒泼到了将军头上，全场顿时鸦雀无声，士兵不知所措。只用了短短的几秒钟，乌戴特将军就打破了僵局，他拍着士兵的肩膀，亲切地说："你以为这种方法对秃顶会有治疗作用吗？兄弟！"

顿时，全场一片笑声，人们紧绷的心弦松弛下来了，将军也因他的大度和幽默赢得了士兵与军官们的爱戴。

8. 用幽默反击挑衅

生活中，我们在某些特定的场合可能会遇到让你难堪的挑衅。在这种情况下，用幽默的语言和幽默的推理方式反击，比直接还击要含蓄得多。

德国大诗人歌德在公园里散步时，在一条狭窄的小路上与一个曾经尖刻地批评过他作品的批评家不期而遇,这位批评家看对面走过来的是歌德,傲慢地说:"我从来没有给蠢货让路的习惯。"

毫无疑问这是十分粗鲁的做法,歌德是如何回敬他的呢?只听歌德谦恭有礼地说:"您先请,我恰恰相反!"寥寥数字,道出了歌德的胸襟与涵养,也显现出了诗人的幽默与机智。

著名童话家安徒生也遇到过类似的事件。一天,安徒生戴着一顶破旧帽子在街上行走。有个路人见了嘲笑他:"你脑袋上边的那个玩意也能算是帽子吗?"安徒生没有正面回答,而是以幽默回敬道:"你帽子下边的那个玩意儿也能算是脑袋吗?"

在遇到他人无礼挑衅时,不要火冒三丈、恶语相加,想想歌德与安徒生的做法,接过对方的侮辱性话语,故弄一下玄虚,然后突然话锋一转,直击对方要害,既不会激化矛盾,又可使对方借此检讨自身,还展现了自己的幽默。

9. 经常读笑话,练习说笑话

幽默这种禀赋是可以通过训练培养而获得的。据说美国前总统里根以前也不是幽默的人,在竞选总统时,别人给他提出了意见。于是他采用了一个看起来最笨的办法——每天背一篇幽默故事。后来的事情众所周知,里根在很多不同场合都表达了他的幽默与机智,甚至在他遇刺被枪击中、身负重伤、情况危急时,他也不忘幽默一下。当时他的太太得知消息后赶来探视,在生死攸关的时刻,里根却对太太说:"亲爱的,我忘记躲开了。"可以说,里根的幽默,与他长期坚持读笑话、说笑话不无关系。

需要注意的是,幽默虽然可以后天培养,但它绝不是油腔滑调,也不是嘲笑或讽刺。正如有位名人所言:"浮躁难以幽默,装腔作势难以幽默,钻牛角尖难以幽默,捉襟见肘难以幽默,迟钝笨拙难以幽默。只有从容、平等待人、超脱、游刃有余、聪明透彻才能幽默。"

结论：

（1）幽默是幸福的营养品。

（2）有幽默感的人更容易感受幸福，即有幽默感的人福商更高。

（3）幽默感是天生的，但也可以有意地通过一系列的后天培养而获得。人们可以通过提升幽默感来提升自己的福商。

幸福商数 | 第十二章
Chapter 12

多用快乐幸福的字眼

俗语说："好话一句三冬暖，恶言一句六月寒。"十分形象且一针见血地说明了语言文字的厉害。小的时候常常听姥姥批评不会说话的人是"歪嘴骡子卖了个驴价钱"，换句话说，就是不善言辞的人或是口无遮拦的人会因缺乏讲话艺术而在生活中吃大亏。

我们一生中都会有无数"一句话把人说哭"或者"一句话把人逗笑"的经历。具备较高的语言艺术、常常逗得大家乐不可支的人无疑是最受欢迎的人，因为他们为大家带来欢乐和幸福。

幸福是每一个人都竭力想要获得的个人感受，从根源上来说，幸福源于积极而正面的暗示，不幸则源于负面而消极的暗示。在这些暗示中，产生作用最大的莫过于语言和文字的暗示了。语言是人们内心活动的外在反映，大部分人都会在不知不觉间将自己的心情用语言的方式表达出来，这种心理暗示贯穿了整个人的行为，而且其作用极为明显。如果一大早起床你告诉自己说："今天我的心情不好。"遇到了他人之后，如果你又将这种情绪传给他人的话，你的心情便会真的变差。因为你给自己的都是消极的语言暗示，而这种语言的暗示会很快在你的内心凸显出来，令你出现消极的行为与举动。心理学研究表明，世界上大多数的事情都是我们在经过了积极或消极的暗示后所产生的结果，对于个人而言，在生活中多使用积极的语言与字眼，多利用正面的语言与他人进行交流，不仅可以给自己带来快乐的心情，更能让自己的幸福感得到极大的提升。

积极的字眼可以令人更快乐

从心理层面上来讲，积极的字眼属于积极心理暗示的范畴。如果你在对待任何事物时都可以找到其积极的一面，并从积极的角度去思考与解决问题的话，你的生活便会更快乐。

假设你生活中最重要的10个人都非常认真地对你重复一句话："你患上了

第十二章　多用快乐幸福的字眼

很严重的疾病，需要去进行检查。"最终的结果很可能是你真的会认为自己已经有病了，然后，你真的会去医院检查，而且极有可能检查出疾病。

这种暗示作用不仅发生于自我与他人之间，还发生于自我与自我之间。如果一个人故意告诉他人自己的人生很不幸，并且不断地将这些不幸的理由重复地告诉他人，说得多了，他的人生便真的会脱离原来的轨迹，逐渐地向着不幸的方向迸发，就像鲁迅的小说《祝福》中的祥林嫂那样。

美国曾经做过一个著名的"伤痕试验"，这一试验真实地再现了语言与暗示的巨大力量。在这个试验中，所有的志愿者都被科学家安排在一个没有镜子的小房子里面，并由一些专门从好莱坞请来的专业化妆师在其脸上做出了一道触目惊心、形状可怕的伤痕。化好妆之后，化妆师便告诉了那些参与试验人员，为了使伤痕可以保留更长的时间，自己需要在上面洒上一些粉末。

实际上，化妆师在撒粉末的时候，早已经将那可怕的伤痕轻轻擦掉了。

在整个试验的进行过程中，试验者不被允许照镜子，当所有的事情完成之后，这些毫不知情的被试验者会被派遣到某个陌生的单位之中工作一段时间，随后还会被派往各大医院的候诊室中，他们在这一时期内的主要任务是，记录下来人们对其伤痕的具体反应。

整个试验完全结束之后，心理学家请各位参与者说一下自己这段时间内的想法与感受。所有的试验参与者都毫无例外地说出了相同的感受：自从脸上被画上伤痕后，他们认为自己变得丑陋了，而且总是会在心底不断地提醒自己这一事实。在具体的工作中，自己可以明显地感觉到，他人看自己的表情与眼神极为怪异，人们对他们比以往正常时候更加无理与不友好，不愿意与之进行更多的交往，同事们对他们也非常冷漠，并总是盯着他们的脸看。

但实际上，他们的脸上什么东西都没有。一切的反应都是他们在心中杜撰出来告诉自己的。

暗示、特别是语言上的暗示是一把锋利的"双刃剑"，其所产生的作用可以是积极的，也可以是消极的。积极的暗示可以令被暗示者树立起自信心，稳定自我情绪，战胜挫折与困难，而消极的暗示却会对被暗示者造成各种不良的影响。这一试验充分地证明了一点：当化妆师告诉他们，他们脸上的瘢痕一直存在时，这些参与者便认定自己的脸上有疤，并会在内心不断地强调这道伤疤，这种强调使自我接受了消极的暗示——现在的我非常丑陋，他人不喜欢与我交流。消极的自我内心语言暗示令他们原本积极的生活及与同事共事的行为、信心受到了极大的打击，并最终形成了消极的生活模式，从而离快乐与幸福生活越来越远。

无独有偶，美国一个心理学家为了证明语言的巨大作用，也着手进行了一项实验。一天，他带了一位学者来到了一所学校的课堂上，并告诉在座的同学："这是一位来自于德国的著名化学家，他正在实验一种新的化学物质，这种化学物质在遇到了空气蒸发之后便会令人感觉头晕，但是并不会对人体形成副作用。"

于是，那位化学家由袋子里面拿出了一瓶未贴标签的液体，在打开瓶盖之后，拿到每一位同学的课桌面前晃了一下，并使用德语与学生们展开了对话。之后心理学家望着大家说："现在，请那些感觉到头晕的同学把手举起来！"

有许多人都毫不犹豫地举起了手。

实验结束之后，心理学家告诉同学们说："刚才我们所进行的是一项心理实验，而不是化学实验，而这位先生也并不是来自于德国的著名化学家，而是本校德语教研的助教，你们刚才闻过的所谓化学物质只不过是一瓶普通的蒸馏水而已。"

由此可见，当个人受到语言上的暗示之后，往往会在潜意识的作用下作出判断，而这种判断会进一步引导行为，从而令个人产生或积极、或消极的行动。相比之下，爱丁堡大学的教育心理学家马丁教授所做的心理实验更能体现积极语言与消极语言对人类行为的引导作用。

马丁教授曾将一些孩子随机地分为了两组，并告诉老师，A组是优秀组，在智力、意志力与品质、特长上有着明显的优势，同时他还告诉A组的孩子，他们所参与的测试表明,他们的各个方面皆超过同龄伙伴;在 B 组中,马丁则告诉学生与老师,他们的各方面都非常普通,与 A 组孩子相差甚远。

随后,马丁让学校将两个小组需要学习的课程调成了相同的内容。一个学期之后,A 组小组成员所获得的成绩与各种测试评比均优于 B 组。

由此可见,若你所说、所接收的言语本身是负面的,你所获得的感受、所产生的行为也将会是负面的,而这种负面的情绪将会直接引导着你,走向更加负面的未来。反之也一样,如果你一直在用积极的字眼为自己打气,你的自信心将会更强,而你赢得快乐与幸福的几率也将大大高于同类人。

在日本心理学家千叶康则看来,语言活动是进行自我暗示时的主要内容,个人通过对语言进行一定的限制,来对自身的行为进行抑制,使行动得以稳定,这本身就是一种暗示效果。毛泽东曾说过:"灿烂的思想政治之花,必然结成丰满的经济之果。"如今,人们则认为,灿烂的精神文明之花,必然会结成丰满的物质文明之果。学者李秀林则认为:"将意识的能动作用忽视甚至抹杀,以消极、悲观的态度来面对无所作为的行为,是要不得的。唯有从现实条件出发,以积极的语言来暗示自我,使自身对生活产生高度的热情,才能让人生变得更幸福、更快乐。"

为什么使用积极的字眼可以带来快乐的心情

自我暗示对于人的心理有着极大的作用,有些情况下,甚至会创造出奇迹。在二战前期,苏联有位天才演员名叫 N·H· 毕甫佐夫,平日里他总是会口吃,但是一登上舞台,他便会立即将自己的这一缺陷克服,而他所使用的办法就是积极的自我暗示:他不断地告诉自己,在舞台上讲话与表演的人并不是自己,而完全是另一个人——剧本中的角色,而这个人最大的特点就是不口吃。

在自我暗示的作用之下,一个人往往可以突然变得耳聋眼瞎。而这种视力、听力的丧失并不是因为视觉、听觉神经受到了损伤，仅仅是由于大脑管理视觉、听觉的区域功能受到了心理作用的负面暗示，从而被扰乱。在临床医学中，人们也往往会对这类病人进行暗示性的治疗。

在国外，有一种独特的治疗癌症的心理疗法，这种被称为"内视想象疗法"的医学方法教导病人不断地告诉自己："我正在不断地战胜病魔"，并鼓励他们积极地想象自己体内的白细胞正在不断地击败入侵的癌细胞。这种自我暗示疗法如果被患者切实重视的话，他们的病情很快便可以得到控制。

同样的情况在生活中时有发生，一些人在去医院看病时，如果恰恰听到其他的病人说，某某医生的医术极为高明，治疗某种疾病很有一套，而碰巧他挂到了这位医生的号，该病人便会在心里告诉自己，我真幸运，看来我的病很快就会好了。这种积极的自我暗示与医生的治疗、服药一起，往往会发挥出意想不到的积极的效果。

积极的语言暗示是一种最为有效也最为简单的心理调整力量，使用积极的字眼来进行自我暗示，可以促进个人对待生活与工作时的认真态度，进而取得更高的成就，并从中赢得巨大的自我认同感与幸福感。

伍登是美国知名的篮球教练，在他的带领与指导下，加州大学的洛杉矶分校在连续12年的时间里赢得了10次全国联赛。至今，由他所创造的这些传奇还依然为人们所津津乐道，所有美国人一致认为，他是有史以来美国最伟大、最杰出的篮球教练之一。

在伍登看来，自己的成功哲学非常简单：不断地进行正面而积极的自我暗示。在每晚睡觉之前，伍登都会以肯定的语气告诉自己："今天我表现得很好，明天我还要继续努力，让明天比今天更好！"

他不仅将这种积极的语言暗示运用于每天的结尾处，而且还表现在篮球上。伍登总是不断地告诉自己的队员："你们是最棒的！篮球场上，你们是最出色的那支队伍！"事实也的确如此，他的队员总是能在篮球场上有更出色的表现。

第十二章　　多用快乐幸福的字眼

　　伍登的积极语言令他哪怕处于困境中，也能够发现亮点，并发挥出自己的全部力量去应对眼前的事情。一天，他与朋友一起开车进城，却不幸遇上了大堵车。面对着丝毫动弹不得的庞大车队，在一阵阵的喇叭声中，朋友不由地频频抱怨起来。出人意料的是，伍登却说："看啊，这是一个多么活力四射的城市！"朋友非常好奇，不免问道："为什么你看待事物的角度总是与一般人不同呢？"伍登笑着解释道："我总是关注于我'内心的风景'。不管我是快乐的还是悲伤的，在我们生活的这个世界里，永远都充满了无数的机会，这些机会，绝不会因为我个人的悲伤或者快乐而有所改变，而我一旦想得不好，反而会让自己陷入更大的悲伤之中。所以，只要不断地运用积极的'自我暗示'，我就能发现这个世界上的无限可能，从而使内在的潜能得以更快地激发出来。"

　　伍登的成功足以证明，生活中时时选择积极性字眼，是最能振奋精神的方法。但遗憾的是，大多数人对自己所用的字眼并不留意，以致唾手可得的大好机会白白错失。这也是由语言产生作用的特点直接决定的，所有的心理暗示都是在"暗下进行"的，这种"暗下进行"、悄悄进入人深层意识的想法会直接对人的情绪与意志产生作用，如果个体并没有意识到这种"暗下"的影响，便会忽视那些积极语言的强大威力。这一理论不仅有着充分的心理学、方法学与哲学依据，而且也为古今中外许多成功的实践所证明。

　　首先，进行积极的自我语言暗示可以引发潜意识的活动，使主体的积极性得以充分调动，进而以更加积极的态度去面对人生，并对幸福产生新的理解与感悟。潜意识又被称为是"下意识""无意识"，它通常是指主体在不知不觉间的一种毫无意义的心理活动。在弗洛伊德精神分析学派的主张看来，潜意识本身是一种源于本能的冲动，可以对意识进行暗中的支配。弗洛伊德本人也认为，潜意识是人类所有心理活动的源泉与基本动力。应用心理学的研究与实践也证明，不对意识经验进行考虑，便无法对行为进行理解，而不对潜意识的心理过程进行考虑，便无法理解意识经验。自我暗示本身就具有一种神奇的威力，可以对主体的行动进行控制，使之可以按照预想中的目标进行活动，并最终达到目的。自我暗示中的思考、语言与默想一类的活动，不仅可以对潜意识进行充分的调动，而且能进一步将其转化为意识，从而对行为产生正面的积极影响。由此看来，人的意识能量就如同一个能源宝库一般，当潜意识通过人体的五大官触，将外界辐射的感官印象与思想冲动进行了归档、分类与具体的描述之后，这些信息便会为个体所有，使人们可以随时从中得到思想与精神力量。就如同利用电脑来达到存取信息的原理一样，语言的自我暗示可以将这些信息进行积极的调动，并使个人在面对事情时，不断地向着好的方向设想与发展，同时为了这种设想的实现，个人还会进一步地付出努力。通过个人的努力之后赢得的成就感无疑是幸福的，而这种幸福不是靠其他途径就能得来的。

可以这样说，潜意识是人的无穷智力与有限大脑之间的连接线与加工厂，是个人可以随意获得无穷智能力量的最佳工具，更是运用心灵力量使思想冲动得以改变为精神等价物的秘密过程。所有成功者的经验都可以证明，当个人意识到怎样做才能够更快获得幸福人生时，潜意识中便会不断地积蓄实现成功的能量，并最终令成功演变成为可能。因此，对于每一个个体而言，如果使用了积极的语言来调动潜意识，使潜意识活动得以全面引发的话，便可以将个人的意识能量进一步地转化为物质能量、促进成功的希望、克服困难的决心与获得幸福的勇气。在这里，积极的言语暗示恰恰充当了引发潜意识活动的最佳主角。自我暗示通过不断地对自我进行鼓励，并反复地给潜意识施加影响，令那些并不经常进行活动、或者不愿意为人所知的潜意识得以行动起来。潜意识的行动，又进一步促成了意识力量的觉醒，并通过剧烈的活动，转化为物质能量。例如，如果你时时不忘记提醒自己："只要努力，我一定会成功！"这种暗示便令人体对潜意识得以施加影响，引发潜意识的积极行动，从而渐渐地"努力"起来。在智商相当的情况下，努力者自然会比那些不努力者获得更大的成就感，并从中取得相应的成功，感悟到人生中的幸福片刻。

第十二章　多用快乐幸福的字眼

其次，积极的自我暗示可以诱发主体的非智力因素进一步发生作用，令个人的情商得以全面提升，使既定目标得以实现，令个人对幸福产生更深的理解。爱好、兴趣与动机、理想、信念、情感等作为重要的心理品质都属于非智力因素的范畴，这一类情感可以更直接地归结为"情商"。上文所提到的马丁教授所进行的试验，便是利用非智力因素的充分调动，促进参与者提升自我能力与自信心的重要环节。情商类的非智力因素在人生中主要起到的功能有两种：一种是通过个性意识的倾向，为个人的努力提供动力，令个人可以顺利地对任务进行选择与确定。认知的驱动力、自我提高的需求与人生目标的完成存在着正相关。维持个人的智力活动，不断地朝着梦想的方向进行持续不断的努力，促进个人发挥现有的知识技能，获得新的知识技能，并使之可以迁移到新的情境中去，从而在努力的过程中，赢得新的自我认同感。另一种则是由于使用积极的字眼，那些本身在智能方面有所缺陷与不足的人们便会对自己的弱点加以忽略，并以非智力的因素来进行自我缺陷弥补。"勤能补拙""驽马十驾，功在不舍"等都属于此类的弥补，而这一类的成功实例在现实生活中比比皆是。总之，非智力因素对于个人目标的达成有着极大的关系，在发挥情商去获取幸福的过程中，由于个人所使用的方法与常见的智力取胜不同，所以当事人往往会由于个人的积极向上赢得良好的人际关系，从而在与他人的情感交汇中获得更大的成就感与幸福感。

其实，在中国历史上，我们可以寻找到许多有关积极的自我语言暗示的例子。屈原受尽屈辱，屡遭流放，却依然在对自我进行积极的暗示与鼓励："路漫漫其修远兮，吾将上下而求索。"大诗仙李白欲在仕途闯出一片天地，却不受重用，但依然坚持"天生我才必有用"。蒲松龄在面对残酷的现实时，写下"有志者，事竟成，破釜沉舟，百二秦关终属楚；苦心人，天不负，卧薪尝胆，三千越甲可吞吴。"他们对自我积极的语言暗示，都使自身获得了无可比拟的力量，创造出了新的成就，赢得了新的成功。的确，人们所能感触到的一切幸福，所能获得的一切成就，都源于对自我的肯定，而当这种肯定被不断地用语言的形式告之自我时，意念的作用便会空前强大，令个人产生更坚定的追求幸福的勇气与信心。

如何使用积极的语言暗示带来快乐与幸福

心理学家们认为,想要学会利用好的语言暗示,将负面的语言暗示排除,个体便需要从以下几个方面入手,进行积极的自我语言暗示。

第一,先学会习惯与自己对话。这一点,我建议读者朋友可以学一学电视剧《老大的幸福》中的傅老大。傅老大自创了一套"傅老大快乐养生操",其具体内容是这样的:

第一节:走猫步。脚是人的第二心脏,后脚跟儿着地等于就地按摩自己的心灵。

第二节:想美事儿。我年轻,我漂亮,我心里老美了,我老幸福了!

第三节:唱幸福。(唱)幸福就是毛毛雨,只要心里高兴就会掉下来!

第四节:开口笑。哈哈哈哈……(笑疗)每天早晨一套操,快乐健康一整天!

生活中遇到任何烦恼或者棘手的事情,傅老大就会用自己与自己对话的方法来赶走坏情绪,冷静面对各种情况。与自己对话最好是有声的,让声音将内心深处的潜意识充分地调动起来。比如站在镜子面前,看着自己的眼睛,将自己的愿望真诚地表述出来:"你马上将要面临人生中最重要的关卡,我相信你的实力,只要你愿意努力,你一定可以成功!加油!"在初次这样做时,你可能会有些尴尬与难为情,认为自言自语有些傻气。但是,在尝试之后你便会发现,经过了这样的自我语言暗示之后,你的心情会变得更加乐观与积极,你的思维会更快速,你的行动效率也将会大大提高。类似于这样的自我暗示可以每周进行1~2次。

第二,使用语言将内心的真实感受确切地表达出来。在心理学研究中有一种"内省法",这种方法主要的功能在于,它可以令人冷静下来,对自己的内心深处进行仔细的观察,然后将观察的结果如实地讲出来。在自我信心不足时,你可以选择将自己的难处、苦衷都说出来,从而让心理压力得以释放。之后,再看一些有关成功者的经验文章,看看他们是怎样在自信心不足的情况下走出低谷的。

在进行完以上步骤之后,再告诉自己:我们每一个人都会遇到坎坷与挫折,既然别人能够将它打败,我也可以!

第三,不要总是对负面信息进行过分的强调。生活中最忌讳的就是时时向自己强调那些负面的提醒:"昨天,我遇到的问题今天肯定还是没办法解决","大早上的天气这么阴,看来一天都不会太顺利了"等。越是担心的事情越容易发生,所以,聪明人应该避免假设性的失败,更应该避免以之前的失败教训来提醒自己,而是应该多用一些积极的暗示,如"今天换一种思路来考虑问题,效果肯定会好很多","天气很凉爽,是一个放松心情的好日子"等。在困难面前,积极的暗示与指导,往往要比对负面结果的过分强调产生更好的效果,更能让自己有"活着真好"的幸福感。

第四,停止自我诋毁。有着内在自卑感的人总是喜欢不停地使用负面语言来诋毁自己:我样样不行,我太丑了,我太不幸了,从小到大,从来没有人真正地欣赏过我,以后也不会有人真心爱我。也许你真的经历过不幸的遭遇,可能你的心理图像有着一定的事实根据。但是总是如此负面地强调自己的缺陷与劣势,你的心理图像便会被固定成倒霉的照片。事实上,你可以这样想,虽然我不漂亮,但是我性格温柔;虽然现在没有人欣赏我,但是未来我的才华肯定会被人看到……在如此种种的自我语言激励下,总有一天你会走出自闭的阴霾,感受到生活中的真正幸福。

第五,总结自己想要达成的目标,从中找出最符合自己目标与计划的誓言与口号。誓言与口号的句子要力求简洁与积极,并要具有正面的引导意义。同时,为自己提出的目标不能过高,在量力而行的基础上追求一点一滴的进步。口号可选择"我心想事成!我努力奋斗!""我一定要将这份工作做好!"等。在制定誓言时,应在力求简洁扼要的基础上,强调积极向上的正面思想,如果说"我不能失败",虽然其意义也是正面的,但是其中的消极语言成分却会将"失败"的观念强加于自己的潜意识中,所以,要尽量正面地说"我要成功。"

第六，每天让自己读一些格言。你可以将自己喜欢的、对人生可以产生强烈进取精神的句子挂在随时可以看到的地方。在需要的时候，大声地诵读出来，直到自己有种热血沸腾的感觉为止，也许你见过营销员，他们每天上班前都会参加集体训练，所有的人都会对自己大声说："我是最棒的，今天我一定可以取得最好的成绩！"一位成功的营销员曾经这样说："我之所以会比别人更加优秀，就是因为自己每天都用积极的格言对自己进行大声的暗示，在长达几年的时间里，我从来没有中断过。这种每天进行的暗示可以让我有种无穷的震撼力，让我有勇气去迎接新的挑战。"有时候，人需要激励才能够取得成就，才能获得自信。这种激励的获得最好不是靠别人，而是靠自己听到、读出的那些积极字眼。如果从潜能的角度来看的话，每个人的身上都有无穷的宝库，而积极的格言便是开启这些潜能的神奇钥匙。

第七，拿起镜子，大声说："我爱你！"拿起镜子，把自己当成自己的梦中情人，对着镜子中的自己大声说爱并不是自恋，这样的举动可以让你身临其境地体会到被爱的感觉，从而使个人的自信心更加充足。在拥有自信的同时，你便更加能找出自己的优势，并对其加以充分发挥，使自我获得更多的快乐。

第八，总是使用积极的字眼来表述。有几个字眼是无论如何都不能经常挂在嘴边的，它们会令我们的心理产生消极的想法，如"反正""毕竟"等，这些词只会使我们的自尊心受到打击。而生活中最可悲的词语莫过于"我本来可以……""事情本来应该……""我希望我曾是……""如果……那该多好！"其实，我们更应该将这些观点以"我一定要……""我必须……"一类的积极肯定字眼来表达出来。

有关这一点，马克·吐温作出了最恰当的诠释："恰当地使用积极的字眼可以让自己的语言更加具有威力。每当我们用对了字眼……我们的精神与肉体都会有极大的转变，而这种转变往往发生于电光石火之间。"比如说，当你要对一件非常了不起的成就进行形容时，如果你仅仅用了"不错"的字眼，它便极难令你产生兴奋的感觉，而这种感觉仅仅是因为你使用了局限性的字眼所导致的。如果你只拥有有限的词汇的话，那么，你便只能对有限的情绪进行体验与了解。反之，如果你拥有着丰富的词汇，那便如同拥有了调出各种快乐颜色的材料一样，能够尽情地挥洒出自己的人生经验。这种挥洒不仅仅是为别人，更是为自己而进行的，因为当你使用了积极的字眼之后，他人的情绪也会被充分调动起来，从而令身在集体中的自我感受到因群体凝聚力而产生的向上力量与愉悦心情。

事实上，历史上的许多伟大人物都是因为善于对积极的语言进行运用，才使得当时的群体积极性获得了极大的激励。这些正面的积极字眼使群体中的小人物感觉到，自己跟随着这些伟大人物的岁月不仅仅是一种人生经历，更是一种荣耀。在这样的群情激昂之下，才得以创造出今天的美好世界。当美国独立战争爆发前，帕特里克·亨利站在13个州代表的面前述说了自己的决心："我不知道别人要怎样选择，但是就我自己而言，不自由，毋宁死。"这种慷慨激昂的话语不仅激发了美国人对独立的渴望，更影响了几代人。他们誓死要将长久以来强加于自己身上的苛政推翻，并最终建立起了美利坚合众国。的确，使用了正确字眼不仅可以打动人心，更可以带出积极的行动，而在积极的行动背后，往往会有另一种精彩出现。

从这种意义上来说，人类的历史便是由那些具有积极威力的话语所写成的，而那些伟人们所拥有的语言力量在我们身上也同样可以找到。积极的字眼可以使我们的决心改变，使我们的意志得以振奋，从而让我们有胆量去面对一切的挑战，令人生过得更加丰富多彩并充满幸福的味道。

结论：

（1）能够表达自我快乐幸福的积极字眼的确可以有效地提升个人行为的积极性。

（2）多使用积极的字眼，能够使个人拥有更充分的勇气去面对未知世界的挑战，在赢得新的胜利后，个人也会因此而拥有新的幸福感悟。

（3）积极的字眼不仅能够让自我充满勇气，更能对他人产生正面的影响。

（4）常说好话、杜绝恶言，能减少生活中的不痛快，增加幸福感。

幸福商数 | 第十三章
Chapter 13

中国人
真的没有信仰吗

死亡与幸福的关系

有人会说,这是多么奇怪的一个题目啊。幸福怎么会和死亡有关系?人死了还奢谈什么幸福?人死了还能有什么幸福?

是啊,死亡——冰冰冷冷、黑黑乎乎、悲悲切切、伤伤痛痛的两个字,怎么能和幸福联系在一起呢?

对死亡的恐惧是一个人人都有、都要解决的问题。为了消除对死亡的恐惧,人类甚至发明产生了宗教。

但是我们"生在红旗下长在新社会"的50后、60后,从小就认定自己是"无神论者",不信仰任何宗教。我们应该怎样解决这个问题呢?不信宗教的我们恐惧死亡吗?我们应当恐惧死亡吗?如果我们活着的时候每天恐惧着死亡,我们还能快乐和幸福吗?

死亡和幸福还是有一定的关系的:解决了对死亡的恐惧问题,有助于获得幸福,提高幸福感。

其实这个问题应当这么问:作为"无神论"者的我们,作为没有宗教信仰的我们,是如何解决了对死亡的恐惧这个问题的?

没有宗教信仰,不等于没有信仰。

我深信由于历史的、社会的原因,中国尽管有着世界上最大的无宗教信仰群体,但在我们数亿计的无神论人群中,就整体来讲,"对死亡的恐惧"并不形成一个需要解决的问题。换句话说,我们中国人历来就把这个问题解决得很好,使它不成为问题。

因此,没有宗教信仰,也能解决好"对死亡的恐惧"问题。

第十三章　中国人真的没有信仰吗

没有宗教信仰，不等于没有信仰

近些年来由于金钱至上的观念大行其道，"一切向钱看"的价值观盛行，在人们中间逐渐产生一个说法："中国人没有信仰。"

中国人真的没有信仰吗？我不同意这种说法。

或许钱迷心窍的人存在，但相信绝不是中国人中的大多数。

一个有五千年深厚文化底蕴、有久远的人文传统、有灿烂的科学发明和独具特色的文学艺术创作、折服了无数外族的入侵者、今天又一次骄傲地自立于世界民族之林的中华民族，怎么能没有信仰呢？

"中国人没有信仰。"听起来真的有点令人沮丧，又似乎很深刻，让人迷茫、困惑、不知所措。但这个说法似是而非，不堪一击。

让我们试着用一个汉字，对，只用一个神奇的汉字，来表达历史的、现代的、古代的、今天的中国人的核心价值观。

这个能最大限度涵盖中国人特点、特质、内心深处的信仰，解释中国人几千年来之所以生生不息，无论多少次沦入敌手最终都以"汉化"统治者告终，使统治者成为历史的字，使国土越来越大，疆域越来越宽的字，这个今天又一次使我们骄傲自豪地自立于世界民族之林，并在这个过程中使汉字越来越丰富、越来越美丽的字就是："善"。

我们中国人信仰"善"。"善"就是传统的历史的中国人，也必然是现代的中国人核心价值观的一个最重要的组成部分。

一个字，能在相当程度上涵盖中国人的核心价值观，太令人惊叹了。

一个字，竟然如此神通广大。

一个字，似乎具有瞬间击败流行的"中国人没有信仰"之说的神力。

由"善"出发，可以引申到"孝"："百善孝为先。""善"还可以引申到"仁"，可以引申到"爱"，还可以引申到"诚""信""忠""义"等。如果没有"善"，所有这些都无从谈起。

汉语中带有"善"的词汇绝大多数充满了褒义：善人、善根、善行、善良、善言、善心……

"善"还可以引申到"和"——另一个神奇无比的汉字。和平、和谐、和为贵、和气生财、家和万事兴，都是因为有"善意"。

一个"和"字后面有纵横捭阖的历史故事，一个"和"字所代表的今日中国的对外政策，足可以写出多部巨著。世界史上不乏国与国、民族与民族间的血腥战争史。中国人在20世纪做到了"以德报怨"，而且特别让人拍案称奇的是，国共两党竟然不约而同、异口同声地在不同的地点、不同的时间，反复地向自己曾经不共戴天的仇敌申明此项主张。

相比之下看一看世界其他战火不断的地方。为什么有些国家之间永无止境地互相杀戮，高科技轰炸与低科技人弹之间难分胜负，遭殃的永远是老百姓和天真的孩子们。他们之间的仇恨真的到了如此的地步吗？

我绝不是国际问题专家。但是常常思索，为什么他们不能相信，如果从善良的愿望出发，尝试一下以"和"为贵，哪怕试行一次"以德报怨"，也许可以找出最终的解决方案。中国人的古老哲学和人生信仰中也许隐藏着他们的希望。

可惜的是，这个世界不会那么容易就按我们的哲理办事情。中国人的核心价值观得到全世界的认同还要走相当长的一段路。

"善"字还可以解答很多历史问题。例如，举世闻名的长城同这个"善"字就有一定的潜在的关系。

惹不起还怕不起吗？造个墙来拒敌人于国门之外，世界上只有中国人坚持做了近两千年，过万里之长，成为世界一大奇观。长城起始于公元前的战国时期，竟然在近代的明朝仍然为朝廷所重视，对当时防御入侵者起到很大的作用。反衬四处出击的蒙古、匈奴、满族游骑兵，满载弹药火炮的英国船、法国船、葡萄牙船、西班牙船，中国的长城同中国人的"善"没有任何必然的关联吗？

第十三章　中国人真的没有信仰吗

中国农民，这个曾经在相当长的时间里占据中国人口90%以上的群体，最能体现中国人善良的特点。从几千年的封建的地主统治，到20世纪50年代开始的剪刀差，再到今天的城市化进程，我们的农民兄弟们永远扮演着社会最底层的角色。他们是善良的中国人中最善良的那部分。他们也是人世间最能吃苦、最能受累、最能忍耐、最能劳作、最宽容、最心软、最慈悲的人民。

在许多人异口同声地渲染"中国人没有信仰"的时候，在今天这个众人自叹世风不古，扼腕痛斥一切向钱看的年代，我们还是应该把目光转向默默无声，依然每日辛勤劳作的中国农民来寻找答案。

实际上，中国人中的绝大多数，并没有丢掉信仰了几千年的"善"字。占中国人绝大多数的中国农民们更是深深地信仰着"善"。

中央电视台办了10年的"感动中国"节目就是证明。"感动中国"是笔者本人非常喜欢的节目。无数中国人被当选人物的大善如山、大仁如海、大爱无疆所感动。

也许有人会说每年只有10个人感动中国，不能代表中国人今天信仰的主流，相反，这正说明中国人缺乏这样的榜样。

但是，《感动中国》节目的创办者朱波介绍，做这个节目的初衷，恰恰是为了宣扬中国人千百年来的核心价值观——善。朱波长期做新闻工作，曾经采用偷拍、曝光这些新闻制作手段，让人们看到"恶"，从而唤醒存在于每个人人性中与生俱来的"善"。后来朱波进行了进一步的思考——是用暴露"恶"来呼应"善"，还是更直接地去发现和表现"善"？思考的结果就是《感动中国》的诞生。

对于《感动中国》的核心价值及选取人物的标准，创办者朱波在接受采访时曾这样说：

《感动中国》最重要的核心有两点：第一是价值观问题；第二是我们的眼光。进一步说，《感动中国》倡导的价值观要涵盖国家主流价值的多个领域，我们选择的眼光要独到，标准要高，体现国家级媒体的视角。可以说，这两点，一个是感动的宽度，一个是感动的深度。确定了这个感动的坐标，我们才可以开始工作。

下一步具体来说，选什么样的人观众能接受，这样的人选出来之后能不能被大众认同，而且成为主流价值观推广，我们在确定人选的过程中，最重要的是确认每个人的感动核心，而不是年龄、职业、性别、地位这些内容。从挑选的范围上看，从为国家做出重大贡献的雄才英杰，到能够影响社会的草根百姓，都能进入我们的视野，只有这样层次才能丰富。另外，对于每个人所代表的价值观我们非常清晰，这些人代表真诚、正义、勇敢、坚强、廉洁、孝悌等等。这些与价值有关的词还有很多，它们聚合在一起，就是感动中国最核心的东西，我们按照这个核心来选人。不管你的身份多么不同，地位多么不同，你必须要有震撼人的人格力量。我们只考察一个核心——感动，就要求我们必须摒弃一些传统的由社会组织出面认可的荣誉或者判定。这就要求我们必须打破传统，不能按照通常僵硬的标准选择，你是不是得过什么奖，有没有完成大业，这个没必要。首先一点，能不能打动你，今天一个在社会生活中真实存在的你，如果打动你，打动他，打动我们周围大多数的人，我们就成功了。

由此可以看出，第一，感动中国的并非只是每年选出的那十个人，而是从成千上万的可以感动中国的人中，选出的 10 个代表人物；第二，我们并非简单地宣扬这些人及他们的事迹，而是因为他们的善心、善行符合绝大多数中国人关于善的价值观，能给绝大多数中国人带来发自内心的感动，能够引起绝大多数中国人心中美好情感的共鸣。只有一个相信"善"的民族，才会全体被感动。

没有宗教信仰，中国人一样能解决如何面对死亡的问题。

对死亡的恐惧是影响幸福的一大因素，也是提升福商的重要内容。无法克服对死亡的恐惧，幸福始终是个大问题。秦皇汉武功业显赫，天下独尊，但毫无疑问他们害怕死亡的到来，因此他们不惜把自己的权威发挥到极致以求长生不老。

绝大多数西方人，包括相当一部分中国人，把信仰宗教作为克服死亡恐惧的手段。比如,基督教相信人死了会上天堂,佛教相信生命会有轮回,人死后可以去"极乐世界"。宗教信仰使人们相信,死亡并不可怕。

大多数中国人没有自己的宗教信仰,但中国人一样可以很好地解决生与死的问题。

作为一个整体,中国人从来没有对死亡恐惧的问题

有"善"在心,信仰"善"的中国人从来就没有怕过死。面对死亡,中国人有"人生自古谁无死,留取丹心照汗青"的慷慨高歌。而当面对人格的羞辱,尊严的践踏,中国人又不乏主动选择死亡的可敬可佩的高洁灵魂。颜真卿、文天祥、张煌言……"舍生取义"者史不绝书,单只看看近代,这里有一份非正常死亡人员的名单,其中的大部分人都是在做人的基本尊严受到挑战时或激于义愤经过深思熟虑而选择了自杀:

陈天华、王国维、朱湘、邓拓、吴晗、范长江、翦伯赞、熊十力、老舍、傅雷(与妻子朱梅馥同时自杀)、李广田、王重民、周予同、田家英、李立三、陈昌浩、陈又新、李平心、郭世英(郭沫若之子,只是为了练习英语口语,结果被同学听见,说他里通外国)、赵九章、马连良(全副剧装服毒而死)、上官云珠、容国团、严凤英、小白玉霜……

这份名单里有学者、作家、音乐家、军人、明星、社会活动家,有曾经叱咤风云的将军,有挥斥方遒的书生,有名满天下的白发老人,也有崭露头角的青年才俊,他们的名字一个个如雷贯耳,振聋发聩,结局一个个悲壮到让人热血奔涌,热泪满面。假如他们没有死,该有多少国宝级的人物啊。他们在世的时候其实很多人就已经是国家的栋梁。

思忖老半天再三反复斟酌,决定列出这个名单。因为这不仅仅只关系到论证中国人怕不怕死的问题,不仅只关系到中国人的信仰问题,更重要的是,这关

乎到今天我们中国人的幸福感问题。

今天的我们很难想象这些灿烂若鲜花、辉煌如灯塔的生命的最后时刻，他们的最后一步路，最后一句话，最后一个握手，最后一个拥抱和最后一个亲吻。在他们把生和死的命运掌握自己手中，告别生命，告别亲人，甚或带领所有自己最爱的人共赴黄泉的时候，他们究竟度过了什么样的煎熬。或许他们感到些许轻松吧，因为他们终于可以不再受屈辱迫害，可以不再冒昧良心的危险，做违背自己信仰的事，说违背自己信仰的话。

"中国人活着都不怕，怎么会怕死呢？"历经战火、天灾、人祸的摧残，饱受苦难折磨的幽默的中国人，常常借这句话调侃自己。这其中就包含了怎样看待生和死的大智慧。

中华民族充满苦难的历史表明：作为一个整体，中国人从来不存在对死亡有恐惧的问题。中国人也从来不缺乏信仰。

信仰不单单等同于宗教。不信教不一定就没有坚定的信仰。

一个大写的中国字"善"可以最大限度地代表概括表达描述解释宣传，并且说明白13亿多中国人的核心价值观，和体现普遍人性的信仰。

结论：

（1）没有宗教信仰，不等于没有信仰。

（2）绝大多数中国人都信仰善。善是被绝大多数中国人普遍认可的核心价值观。

（3）没有宗教信仰的那部分中国人，一样可以解决如何面临死亡的问题，一样有足够的智慧不让生与死的问题给幸福带来困扰。

幸福商数 | 第十四章
Chapter 14

如何面对不幸事件

人的生命是如此脆弱，随时随地都有可能突遭不幸而离开这个世界。人的幸福是如此娇嫩，随时随地都会因突发不幸事件而被痛苦悲伤取而代之。用佛教的话说叫做人生"无常"。事实上，不幸事件对很多人来说都是一生不可避免的经历。

北宋经学家邢昺曾言："凡事应失而得曰幸，应得而失曰不幸。"毫无疑问，在人生中，总是会发生一些不幸：或是突然遭遇了意外的伤害与损失，或是天生便有身体上的某些缺陷……不管人生所遇到的是先天性的还是后天性的不幸，都是一件令人颇为不快的事情。在不幸的打击之下，人们的幸福感往往会直线下降，在挫折与忧虑的笼罩之下，无法走出阴影。

在面对不幸时，有位心理学家的话语或许可以摆脱不幸的最佳途径："远离人生不幸的最好方法，就是在遭遇不幸的时候不断地对自我进行提升。"遭遇了人生中的不幸之后，有些人会自我嗟叹，之后便会逆来顺受；也有些人在突发的意外事件面前意志消沉，从此一蹶不振。想要重新走出不幸、远离不幸，就应该直面不幸时所持有的所有消极心理，并使用积极的心态、想法与行动去装点不幸。唯有如此，才能让自己远离不幸，才能为自己提升幸福商数。

幸福是如何在不幸面前流失的

世界上所有的事情都是由顺境与逆境两种状态组成的，在通常情况下，健康即是幸运，疾病即是不幸；成功则为幸福，失败便是不幸；四肢健全便是幸福，躯体残缺便是不幸……在顺境中生活时，大家都认为某人是幸运的，更是幸福的；但是，当有些人时运不佳，遇到逆境的时候，我们便会认定，那是不幸，更是痛苦。

所有的痛苦与快乐都呈现为相互依存的状态，谁也无法离开谁作单独评说，有些人只要快乐，不要痛苦；只要顺境，不要逆境。但是，人们需要明白，如果没有痛苦的话，便没有快乐；无法经历逆境的话，便无法认识到顺境的可贵。就

第十四章　如何面对不幸事件

如同长期处于顺境的人在人生中极难产生幸福感一样。从这一层面上来说，正是因为痛苦与不幸的存在，才恰恰反映出了快乐与幸福的可贵。同时，这些感受的存在，令生活中的一些意外事件与不幸心理的影响得以长久持续，而这些不幸情况之所以会久久无法消失，则源于个人在意外事件或者人生不幸面前无法恰当地整理自己的情绪，从而使自己陷入了负面的情绪中无法自拔，在一步步摧毁自我人生的同时，令人生幸福感骤然下降。

爱丁堡大学心理学博士理查德·怀斯曼曾经对此发出疑问："为什么有些人总是可以得到幸运之神的垂青，有些人却深深陷入不幸之中无法自拔，而在面对运气不佳或者不幸人生的时候，人们是否有能力改变自己的命运走向，使其发生正确的转变？"

2000年，理查德决定开始对人们眼中的所谓运气进行心理学层面上的研究，以期望可以从中找出这些问题的答案。在随后的10年间，他与多达1 000名来自于社会的各个行业的幸运者与不幸者携手合作过。

在研究中，理查德发现，幸运的人与不幸的人在人生经历方面有着明显的差异，那些幸运的人总是可以在正确的时间出现在恰当的地点，而幸运之神好像也总是对他们宠爱有加，即使是在非常危险的情况下，他们也总是可以做到轻轻松松地化险为夷。

不幸者的人生则刚刚相反：他们的生活就如同是由一连串的失败与绝望所组成的，而且他们深信，这些不幸并不是由于他们自己的原因才发生的。在他的研究者中，有一位名叫苏珊的中年看护助理，她可以说是理查德所有研究者中最不幸的一位，而她的不幸又集中表现在了情感道路上——苏珊总是无法获得真爱，她确信，自己将孤独终老。有一次，有人介绍她与一名男子去约会，当对方骑着摩托车赶赴约会地点时，却在途中遭遇了可怕的车祸，这位可怜的男子双腿都摔断了。她的另一个男友则是因为不小心撞到了玻璃门上，将自己的鼻梁撞断了。在经历了几年痛苦的单身生活之后，渴望婚姻的苏珊终于找到了那个可以陪自己度过一生的男人，但是，就在他们举行婚礼的前一天，两人所选的举办婚姻的教堂却被人放火烧成了灰烬。随后，苏珊认定，自己的人生再也不可能与幸福联系在一起了。事实也的确如同她所担忧的那样，随后，她不仅遭遇了一系列令人跌破眼镜的意外，而且还有一次真的被厄运的魔鬼死死地盯上了——在一段仅为40多英里的旅程中，她竟然遭遇了多达8次的车祸。

在接触到苏珊与其他一些不幸者的案例之后，理查德为了探究到底是什么引发了不幸，使他们的人生远离了快乐与幸福，便特意设计了一系列的试验，对所谓的引发"不幸"的原因进行探究。这些试验中，有一个令理查德印象非常深刻——他给那些参与试验的不幸者（包括苏珊在内）每人发放了一张报纸，并请他们在仔细看过之后，告诉自己里面一共有几张照片。事实上，理查德还在这张报纸上为他们准备了一个极佳的赚钱机会——当然，他事先并没有告诉这些人——在报纸的中间部位，理查德使用将近半版的篇幅与极大的字体写了这样一句话："如果你能够将你看到的这句话告诉研究人员，你将会赢得100英镑的奖励！"但结果令人很失望：这些在生活中屡遭不幸的可怜的人们将自己的所有心思都花在了对照片数量的清点上，他们的精神是如此紧张，以至于根本没有人注意到这样一个良好的赚钱机会。

随后，理查德又让那些所谓的"幸运儿"参与了这项试验，与不幸者相反的是，那些幸运儿们在进行试验的时候显得极为放松，所以他们很快便从报纸的中间看到了"悬赏"的大字，从而轻松地为自己赢得了100英镑的奖励。

这一简单的试验令理查德得以确信：人们观念中的幸与不幸，完全是由个人的想法所决定的，幸运的人总是可以把握住生活中那些意想不到的机会，而且他们乐观又积极，并充满了活力，所以，总是能为自己带来好运。由于很容易接受新的机遇与经验，再加上遇事总是往好的方向想，他们的生活也经常被快乐、幸福所充斥。不幸的人则正好相反，他们不仅性格相对孤僻，而且在反应力方面也变得迟钝。所以，他们总是对人生感到不安，更不会奢望面前有什么大好机会

第十四章　如何面对不幸事件

可以利用。在这样的迟疑与畏惧下，幸福与幸运之神也自然会远离他们。

这一论断在美国心理学家D·史华兹的理论中也同样出现：所有的"不幸事件"，只有在当事人认定它是不幸的悲剧情况下，才会真正地发展成为不幸事件。史华兹起初只是在管理学领域证明了自己的理论，但是，当他将这一理论延伸至生活中时，却发现所有的不幸者都有着惊人的相似：他们总是在畏惧某些事情，但命运之神将他们的生活带入了一个恶性循环中，他们越害怕什么，那种事物便会越快到达。

史华兹利用等待公车的例子来解释了自己的这一论断：当你来到公共汽车站，焦急地等待自己要乘坐的某辆车时，这辆车却始终不来，而其他路线的车却一辆接一辆地过去。可在你的记忆中，你不坐这辆车时，它总是一辆接一辆的，在你需要乘坐它的时候，它却偏偏不来了——由此，你认定，自己真是倒霉！

事实上，如果单纯按照几率来算的话，虽然时不时有晚点的车出现，但晚点的次数绝对不会如你感觉中的那么频繁，而之所以你会产生"坐不到想坐的车"的想法，是因为你的记忆出现了问题。那些普遍情况下正常到达的车辆并不会给你带来太大的惊喜，你会在内心深处认为这是一件非常正常的事情，而且在情绪上也不会出现太大的变化。然而，当你苦苦等候车却始终不来时，你的各种负面情绪就会出现，如烦恼、焦躁等，这种情绪的起伏往往会令你的记忆效果进一步加强，使这次倒霉的等车经历在你的印象中牢牢烙下印来，并让你认定自己是一个不幸的人。最糟糕的是，这种不幸感会进一步带领你走向不幸的生活轨迹，因为你的情绪已经全方位向着苦恼的方向迸发了，你所接触的、你所看到的，都将是负面的信息。

这种由某种意外事件引发的不幸人生，也可以利用心理学中的"破窗效应"来解释。在多年以前，美国斯坦福大学著名的心理学家詹巴在两个不同的社区中摆放了两辆一模一样的汽车：他把一辆停在了帕罗阿尔托城较为富裕的中产阶级社区中，而另一辆则停在了治安相对较为混乱的贫民窟中，并将车牌摘掉，把顶棚打开。结果，在不久之后，停放在贫民窟的这辆车便被人偷走了。停放在中产社区的那辆一直安然无恙。但是，当詹巴使用锤子将那辆车的玻璃敲了一个大洞之后，在几个小时之后，它便不见了。由此，詹巴推断，当人们发现生活中存在某一缺陷时，便会不断地去摧毁它，因为在道德上已经认定了这是件不完美的事物，不值得再去费心保护。

后来，有心理学家将"破窗效应"引申至人类的精神范畴内，并由此推断：当原本正常的生活节奏被不幸的意外事件打破后，如果当事人不具备良好的心理素质，很容易任由这种不幸逐渐地摧毁自己的生活，因为他认定生活早已残缺，再怎样努力也无法恢复原来的幸福，而创造新的幸福又显得如此遥远。在缅怀过去却不憧憬未来的情况下，当事人便会习惯"破罐子破摔"的生活方式，使自己沉迷于不幸之中，不去思考如何才能令现状好转，并最终离幸福越来越远。

对不幸的经历进行强迫性的重复也是导致不幸频频发生、令个人幸福感迅速下降的重要原因。"不要在同一个地方跌倒两次"，这是我们经常会听到的警言之一。它之所以会被人们频频提起，是因为它所提到的是最难做到的——大多数人的人生都是在不断的重复中做着同样的事情，如果你得到了幸福，你便会重复幸福；如果你认可了生命的痛苦，你便会不断地复制痛苦。很多心理学家认为，这种强迫性的重复，便是不幸者口中的"命运"。

在100多年前，一位心理学家在对自己的孩子进行观察之后发现，孩子在经历了一件快乐或者痛苦的事情后，便会在日后不自觉地从潜意识中反复地制造同样的机会，以期望从中获得同样的情感。这位心理学家将其命名为强迫性重复。依照精神分析中的"早期决定论"观点，每个人都会在不幸发生之后，下意识地重复之前的不幸感受，以期可以依靠自己的力量将那些失败与伤害扭转过来，医治好自己的创伤。但是，由于大多数的结果是失败的，人们便会一次次地在无意识中重复品味不幸的感受——这种疗伤愿望本身发生于潜意识领域中，而这种受伤性的感受创造也往往发生在潜意识中，当事人对自己的这种强迫性重复现象通常也极少察觉到。

著名心理学家阿德勒·弗洛姆·霍妮在自己的人性理论中同样提到,大部分情况下,不幸的人只是在不断地重复着同样的错误,他们不断地在某一个问题上跌倒,而这个问题本身并不存在错误,让人们跌倒的是人们自己的主观感受。

由此可见,如果无法对不幸事件的发生进行及时的调整,会令人们陷入心理怪圈之中,这一种综合了"破窗效应"与"强迫性重复"的双重体验让人们在一次又一次的不幸中丧失了对幸福的渴望,甘心于所谓的"不幸命运"中。

为什么不幸面前会有双重人生

如果仅从心理层面上来进行理解的话,在不幸面前,双方能力相当的情况下,积极的人在遇到了现实生活中残酷的意外事件之后,所产生的态度和反应与那些消极的人是完全不同的。前者总是可以在黑暗之中看到光明,并为了获得光明而不断地坚持努力;后者则会在颓废心理的作用之下,选择放弃,并停滞不前。

贫穷、残疾、家庭破裂,这些往往是最容易诱发不幸心理的关键。有时候,事业、感情上的挫折与人际关系中的危机也会让人陷入"我是不幸者"的想法中。作为一种客观因素,不幸必然会对个体产生正面与负面两种截然不同的影响。

积极地应对那些自身无法掌控的意外与不幸,及时地调整自我期许,我们将会收获快乐与满足的人生。具体而言,这样的作用往往体现在两个方面:

第一,不幸往往会产生动力,并进一步演变成为个性的积极源泉,而这种动力是身处不幸时的逆境的强化需要。从马克思主义理论分析:个体需要是个体产生行为积极性的源泉,为了获得自我所需要的满足,个体便会不断地付出努力,需要越是强烈,由此而引发的活动便愈加有力。从根本上讲,需要是社会与生理的要求在人脑中的具体反映,不幸正是人的生理与社会的某种或某些条件缺失所造成的,这些缺失令处于不幸局面中的人更加强了渴望拥有的动机,从而使得个人体现出了更强的驱动性。

就如今世界上最知名的励志大师约翰·库缇斯而言，其身处不幸中的想法与举动注定了他将会成为这个世界上的一个奇迹。在天生没有腿的情况下，他没有依靠轮椅生活，更拒绝以死亡来面对自己残缺的人生，从而拥有了世界上罕见的自信与自强。

约翰·库缇斯在出生时腿部便是畸形——他患上了一种名为先天性骶骨发育不全的疾病。当他一天天长大之后，便逐渐意识到，自己的人生不应该被局限于"残疾人士"这4个字上，经过坚持不懈的努力，他进行了刻苦的学习，获得了知识力量，并最终塑造了一个新传奇。他曾去过多达190多个国家，他所做的演讲无一不震撼人心，每到一处，便会掀起泪海与热潮。

如果仅从美国心理学家马斯洛的需求定论来进行分析的话，我们便可以发现，相比于正常人，处于"生来即残缺"的不幸中的约翰多出了强于常人的需要。

生理需要：这是人最基本的生存需要，由于生来无腿，所以约翰想要行走，就必须要依靠外界力量来实现。最初无法自立时，父母为他提供的行走工具是轮椅，后来，他自己选择了更能体现强大自我的滑板与手部力量来走路。

归属需要：约翰的生活一直游离于正常孩童群体之外，这种个体对于群体生活的渴望在他的身上表现得十分强烈。当身体上的残缺是一种无法更改的现实时，他便需要尽可能多地获得其他同龄人所拥有的东西，如知识、乐观，从而去获得其他同伴的认同。

尊重需要：在所有有关残疾人的心理学研究中都证明了这样一点，相比于正常人而言，残疾人更渴望获得他人的尊重，而且，在他们的意识中，早已将怜悯与尊重区分得极为清楚。他们渴望尊重，反感怜悯，而自我获得尊重的最佳方式是做到真正意义上的自强与自立。

认知需求与自我实现需求：这也是马斯洛需求定律中最高级的两个层次，当生存、归属与尊重感都已获得时，那些身处不幸中的人便会不甘于让同样的悲剧发生在他人身上。在面对无法自我选择的先天性残疾面前，约翰做出的决定是对世界上同样处于不幸中的人进行鼓励，不管这种不幸是先天的还是后天的，他期望可以利用自己的语言与实际行动来告诉世人，在他的身上发生了什么，而他又是如何应对的。

从以上分析中我们不难看出，正是因为约翰残缺的躯体，才使他产生了比普通人更强烈的积极渴望，从而使自己成为了世界上少有的成功者。

第二，除了会产生强大的动力之外，不幸的人生还会令积极者的意志得到有效的锤炼。经受起锤炼的人，便会成为这个社会、这个时代所仰慕的强者，而经受不起锤炼的人，则会沦为失败者。不管现实如何残酷，我们都必须承认，没有哪个人的成功是轻而易举、俯仰可拾的，不管个人的外部条件是多么优越，一旦缺乏了坚强的意志与品质，形成了懒散、软弱的个性，便绝不可能走出不幸的境地，这也正是为什么中国会有"穷人的孩子早当家"与"娇儿不孝"说法。

在个人人生观、思想观形成的过程中，意志可以自动地确定目的，并进一步地根据目的来支配行为，使自己的行动受到调节，这种调节能够帮助个体在不幸中找到幸福的方向，从而实现目的。意志对于个人行动的目的预定性与走出不幸的决心有着直接的联系。

在积极者的人生中，不幸的境遇对于意志会产生如下作用：

(1) 为个人提供明确的人生目的，即通过各种方式与途径来进一步摆脱不幸，使个体由低至高的各种需求得到满足，进而获得幸福的人生感受。

(2) 各种形式的困难是不幸的本质属性，在现代心理学中，学者们普遍认为，个人意志的坚强程度往往与不幸的程度有着明确的关系。不管是突发的意外事件，还是先天性的不幸，都属于一种强大的人生困难，与某个具体的困难有所不同的是，它的环境特性决定了自身具有长期性与自发性，而这两种特性使它比任何人为设置的困难都更加难以比拟，因而使积极者的果断性、自觉性、自制性与坚韧性都得到极大的提升，并最终练就出坚忍的意志。

围棋国手聂卫平的人生便是对这一问题所进行的极佳诠释。"文化大革命"期间，聂卫平被下放到农场中进行劳动改造。当他想下棋时，周围根本无人可与他对弈，此时，他对围棋、对人生重新有了更深刻的认识。怀着对围棋世界的渴望，聂卫平常常在一整天的体力劳动之后，跑几十里的路找人切磋。在这段艰苦的岁月里，聂卫平的棋艺得以突飞猛进。回京后不久，他所练就的出色棋艺令他在各类棋赛中脱颖而出，并进而成为了中国围棋界公认的"棋圣"。

事实上，"屈原放逐，乃赋《离骚》；左丘失明，厥有《国语》，孙子膑脚，兵法修列……大抵圣贤发愤之所为作也"，这里所提到的"发愤"就是在不幸的状态中始终不放弃对人生幸福追求的意志和行动。

任何事物都有其两面性，不幸的人生境遇除了能塑造出坚强的个人意志与强大的成功动力外，还有可能令我们的幸福感极大地下降，使自身无法感知到快乐。造成这一结果的主要原因在于：

不幸的出现有可能导致性格上的缺陷。不幸的负面作用往往出现于自主意识较差的儿童成长时期，比如，家庭暴力与家庭分裂的存在，会很容易令儿童陷入悲观与失望中。前者是因为在武断、严厉与粗暴的环境下，个人的意识得不到充分的尊重；后者则是因为家庭成员无法满足儿童爱的需要甚至是生理需要，从而使儿童对于正常的幸福感缺乏必要的反应与认识。心理学家认为，在这种家庭中生活的儿童与成人在心理上往往反映为易冲突、易急躁，并容易对周围的人产生负面的影响。再者，如果本身所遭遇的是先天性的不幸，如体残、逆境的话，自尊的需要往往会过于强烈，从而导致个人过度敏感多疑，使自身与他人的人际关系变差，而这样的敏感往往会直接引发强烈的孤独感与自我封闭，这些行为都会直接导致个人不幸感大大增强。对于此类不幸者而言，虽然内心对幸福的渴望非常强烈，却因为始终无法从容应对现实，从而离幸福越来越远。

如果个人无法从容应对不幸环境的话，往往会意志消沉。过于强大的不幸会令人感觉到无力改变，在这样的情况下，不仅不会形成坚强的意志，还会使个人的意志过于消沉，从而陷入更大的不幸之中。

有心理学家曾对此做过实验：将健康的小白鼠放水池中，它们会不断地围着水池"吱吱"叫，反射回来的声波会被胡须接收。小白鼠利用这些声波，判断出水池的大小与自己的具体位置，从而轻松地游到水池边上爬上岸。

但如果将小白鼠的胡须剪掉，再将它们放入水池中的话，它们虽然同样会在水中围着圈子不停地叫，但由于与生俱来的"探测器"已经被人剪去，它们会无法接收到反射回来的声波。在不能判断具体方位的情况下，小白鼠会漫无目的地乱游，并最终因为绝望与力量不足而沉到水底死去。

在困境中放弃生存挣扎，并强行将自己的生命结束的行为在心理学上被称为"意念自杀"。如果把这种发生在动物身上的现象对接到人类身上的话，这一境况便会转化为：由于将遭遇的不幸想象得过于庞大，使得个体对发生于自己身上的遭遇倍感绝望，并就此认为，横亘在自己面前的不幸是绝对"无法游出去"的，从而对追求幸福产生绝望，同时放弃最后一搏的信念，松开了不该也不能松开的手。在这样的自我放弃面前，所谓的理念与幸福会迅速地淹没在哪怕很浅、根本不足以对自己产生严重伤害的不幸中。

英国科学家牛顿的人生经历足以证明此类"意念绝望"的可怕。牛顿因发现了"三大定律"，并完成了《解析几何》《自然哲学的数学原理》等著作而闻名于世，但是后来，由于政府对其某些学说进行了质疑，再加上当时科学界对他所提出的观点争执过多，而他自己的研究成果无法有效且及时地转化为应用，使得牛顿陷入了公众的质问与责难中。这位生性聪慧的科学家，在自己所遭遇的不幸面前，感觉在科学上再也无法品味到幸福的味道，竟然果断地放弃了自己所有的研究，转而将兴趣转向了神学理论上面。在晚年，他甚至对自己所提出的"哲学指导世界"的学说进行了否定，并宣扬上帝才是"推动世界发展的第一动力"的理论……直到今天，牛顿的放弃还为科学界所惋惜：如果当时在不幸发生之后，牛顿可以坚持下去，进行矢志不渝的研究的话，可能今天许多有关科学的篇章都会被改写。

不幸的发生还有可能会影响到个人正常的道德发展。在道德行为理论中，学者们认为，亲社会行为与攻击行为同时存在于个体潜意识中，而攻击行为是否会发生，关键在于个体的生物因素与所处的环境影响。如果那些处于不幸中的人不懂得向他人求助，或者得不到他人及时的帮助与引导的话，自身需求与现实之间的矛盾便会进一步激化，个体所承受的压力也会加剧，从而使攻击行为出现得更为频繁。例如，那些生于贫困家庭中的人会因为金钱上的匮乏而进行偷窃，失意的人会为了获得关注而对社会进行报复，失败者会为了获得成功而不择手段等。

如何远离不幸，重拾幸福

境由心生，业由苦做。当自身遭遇了不幸之后，便愈加需要坚定的信心与毅力，世界上没有持久的不幸，只有对幸福绝望的人。正是因为不幸的处境有着明显的两面性，所以在面对突如其来的意外伤害或与生俱来的不幸时，趋利避害才是远离不幸、重拾幸福的关键。

想要让自己远离不幸的负面影响，可以从以下几个方面着手进行。

第一，树立信心，告诉自己："只要我不打倒自己，便没有人能够打倒我！"人生在世，没有人可以万事一帆风顺，在突然发生的不幸面前，当你感觉未来暗淡无光，当你认为自己所遇到的不幸似乎没有什么好的解决办法时，你最不应该做的就是放弃希望。每一种不幸都含有等量利益的种子，只要心存信念，让自己勇敢地站起来，你就有机会重新感受到幸福，而且，在这种对抗不幸的过程中，你将会获得其他时刻无法比拟的幸福感。

第二，改变使用片面观点看待事物的习惯。有些人总是以固执的习惯来应对世事，他们习惯于使用非黑即白的观点来看待世界，总认为答案非对即错。对其他事物进行衡量与判断时，他们会从自己的价值观出发，并希望自己生活在"平衡世界"中，希望一切都是绝对公平的。这种想法的危险性在于，它会对你的人生产生种种的负面影响，无法接受"灰色地带"的人往往也无法获得更牢固的人际关系与更健康的生活方式，使自己的生活离幸福的目标越来越远。所以，一旦意识到自己陷入追求绝对化的模式中，便应该意识到，这是自己最应该改正的缺陷。

第三，不要被一时的负面情感长久蒙蔽。多数人在面对失败的时候，都会陷入情感危机之中，让自己背负上沉重的情绪包袱，如沮丧、愤怒、悲伤、恐惧等。他们往往会在负面情绪的左右下把自己搞得如同负重的牲畜一样，将那些没有解决的问题或者矛盾背负起来。他们总是对自己的忧虑念念不忘，使这些东西成为快乐人生的镣铐。这些人不仅失去了前进的动力，而且还失去了本来可以在现实生活中获得的愉悦与乐趣，因为他们总是将那些过去的痛苦回忆唤醒，在不断增长的痛苦中，无法感知到身边一切靠近幸福的可能性。

事实上，你完全不必这样。因为赢得幸福的关键在于，你不能被这些消极的情绪所蒙蔽，唯有从这些负面感受中及时地走出来，你才会有机会去追求新的幸福与快乐。在面对不幸时，没有人能毫不痛苦，那些能够时刻感受到幸福的人之所以会快乐，是因为他们善于将包袱抛开，将痛苦丢弃。他们的行为就如同美国心理咨询专家哈维·杰肯斯所提倡的那样，悲伤的时候尽情地哭，高兴的时候尽情地笑，有情绪时尽情地宣泄……而不是不停地告诉自己："不要哭了！不要悲伤了！"他们会主动地寻找生活中的那些积极因素，以积极的思想来代替消极的思想，以备未来迎接新的挑战之用。

第四，以代偿转移来实现消除不幸感、提升幸福感的目标。当你无法达到确定的目标而受到挫折时，你完全可以用另一种目标或者行动来对心理上的创伤进行弥补，使自己内心的忧伤与痛苦得以驱散，使前进的信心与勇气得以增强。在代偿转移时，你可以采用以下方法来进行不同情况下的区别对待。

（1）进行情境转移：在遭遇了不幸之后，人都会产生相应的情绪反应，为了将这些不良情绪的困扰与挫折情境的纠缠摆脱掉,我们完全可以让自己去参加一些快乐的活动,让自己避开那些令人伤感的情境,从而将注意力从引发不良情绪的刺激性情境中转移到其他更容易令人感知到快乐的事物上去。实践证明,体育、音乐、运动与娱乐、旅游等各类活动可以起到良好的情绪调节作用。当你有了痛苦与伤感的感受之后,不如先放下自己所遇到的那些不幸,有意识地从事一些活动,你会惊奇地发现,自己的心情已经极为平静了。

(2)转换环境进行调节:环境对人的情绪有着极为重要的影响与制约作用。在不同的环境中,声音、气味、色彩甚至光线都可以让人产生不同的心境。心理实验证明,那些安静的环境往往可以令人心情变得松弛下来,而那些充满了尖利、杂乱噪声的环境却往往会令人更加烦躁。因此,改变环境,也可以使自己在遭遇了不幸之后达到有效的心境调节。当你在不幸的境遇下遭受了不良情绪的折磨时,你就应该积极地对所处环境进行转换,最好的方法就是到大自然中去,去拥抱大自然,在大自然中不断地呼吸清新的空气,多欣赏一些令人开心的色彩,聆听大自然的声音。绿色世界中的蓬勃生机与秀美的景致会让你心旷神怡,从而令自己精神上的紧张与压抑得以消除。

第五,对自我进行合理的认知。美国心理学家艾里斯首先提出了"合理认知法",在他看来,人们在面对不幸时之所以会出现不良反应,并不在于不幸的事情本身有多么恶劣,而在于个人对不幸所产生的不合理认识,即个人会认为不幸是无法克服,或是艰难的。自身对不幸产生的不正确认知,或者说非理性信念,使个人承受了更多的痛苦。日常生活中,最容易令人产生不幸感的非理性认知。包括:认为自己应该得到周围人的喜爱与赞赏,逃避困境、挑战与自身应担负的责任要比正视它们更加容易。认为自己在各方面都应该比别人强,那些已经发生的不幸、已成定局的坏事是不可能有所改变的。对于生活中的坏人就应进行严厉的惩罚,情绪是由外界因素所造成的,自己根本无力应对。在遇到了问题时,一定要获得完整而正确的答案,如果无法找到它,个人便会无法平静下来。认为任何事情都应该按着自己的想法与思维方向发展,否则便会很糟糕。自己应该对那些随时有可能发生的灾祸进行担心。在不幸面前,惟有比自己更强的人的支持,自己才能成功……正是因为存在种种不合理的信念,才令个人在不幸面前出现巨大的压抑感与敌对感,在这种情况下,焦虑与忧虑自然会成倍增加。对上述观念进行矫正,是实现合理认知的关键所在。对自我认知进行纠正,以理性来治疗非理性,以合理的思维方式来代替不合理的思维方式,便可以令不合理的信念所带来的不良影响降到最低。

著名发明家爱迪生对不幸有着更睿智的看法,他的观点能够更有效地加强我们战胜不幸的勇气,增加我们追求幸福的勇气,"与生俱来的肢体残缺,现实冰冷无情打击下的失望,财富的减少,朋友的离开……都像是一种无法弥补的损失一般,令我们失去追逐幸福的勇气。但是,平静的岁月长河下,展现出的往往是潜藏于所有事实下的强大治疗力量。朋友、兄弟、爱人的死去,让我们失去了对幸福的感知力,但是这些痛苦却在未来扮演了引导者的角色,因为它们会操纵着我们的生活方式进行重大的改变。当你鼓起勇气之后,你会发现,这些不幸终结了幼稚与不成熟,将自己一成不变的工作、生活或家庭形态打破,并建立起了所有对人格成长有利的新事物。它允许或者强迫我们形成对生活的新认识,并接受了那些对未来非常重要的新影响因素;在人生之墙崩塌之前,原本应该在阳光下种植花朵——种植那些缺乏伸展空间,而头上又有太多阳光、太过平凡的花朵的男人与女人,如今在不幸的面前,反而种植起了一片新的孟加拉森林,它那丰盛的树荫与果实,不仅令周围的人们受惠颇多,而且令个人获得了从前生活中无法品味到的新幸福。"

结论:

(1) 遭遇突发事件会使人的幸福感降低。

(2) 在不幸事件面前,个体可以有两种选择:积极地应对、消极地背负。前者可以让个体获得新的幸福感触,后者会令个体陷入不幸的恶性循环中。

(3) 不幸发生后,我们最应该学习着去做的事情是,如何使之最小化,使自己尽早从不幸中解脱出来,真真切切地把握幸福。

幸福商数 | 第十五章
Chapter 15

福商守恒定律
——一个神奇的法则

我们知道，智商是心理学智力测验术语，智力测验者用以表示智力发展水平，它是依据下列公式求得的：

智商＝智力年龄÷实足年龄×100

根据这个公式，每个人的智商都有一个特定的值。在专业权威的智商测验中获得分数≥130(SD=15)者称为高智商。据说爱因斯坦的智商是187，较之常人高出了很多。

智商的研究已有近百年的历史，情商的研究也有数十年。对于福商的研究仅仅是最近几年的事情，目前国内外学术界对福商并无确定的公式来进行计算。那么，福商就没有可衡量的标准吗？经过多年潜心研究，我认为福商不但是真实存在的，而且是可以衡量的，测量一个人幸福商数的方法科学可靠，简单易行。这个方法是基于我称之为"福商守恒定律"的一个法则。该法则的定义如下：

一个人主观感觉的幸福指数是多少，他的幸福商数就是多少。

我们通常可以简单地用一问一答的方式测量一个人主观感觉的幸福指数，然后确定一个人的幸福商数。具体问法大致如下：请问，综合考虑，您目前对自己生活的幸福程度评价是多少？（以1~10的范围来表示，10代表非常幸福，1代表极端痛苦、自杀未遂和自杀成功者，5代表既不幸福也不痛苦。可以精确到0.5）假如男士甲称他的幸福指数是6.5，那么他的幸福商数就是6.5。

"福商守恒定律"的绝妙之处在于，它从另一个角度又一次给人们一个机会来认识究竟怎样获得幸福，以及究竟什么是真正的幸福。

一个幸福指数是6.5的人应该意识到，他之所以仅仅感受到6.5的幸福，不是他缺少了什么，而是由于他只有6.5的幸福商数。如果他想提高自己的幸福指数，他只需要下工夫提高自己的幸福商数即可。而提高自己的幸福商数只需要动脑筋，只需要用心，只需要去醒悟而已。提高幸福商数不需要除大脑和一颗挚爱生活的心之外的任何其他东西。

一个福商真正高的人，他的幸福指数通常趋于稳定。一个福商高的人不会今天非常幸福，第二天稍有风吹草动就突然变得痛苦不堪。即便是灾难性的突发事故发生，福商高的人也会显示出超过常人的适应能力来保持乐观态度和一定程度的幸福指数。

例如，一个福商非常高的男士，他的年迈的父亲因久病不治离他而去，男士很自然会感到悲伤，感到失去父亲的痛苦，但是在内心深处，他对自己生活的总体幸福感的评价并不会因为父亲的离去而突然降到冰点，对生活的态度仍然会保持积极乐观的态度。

而一个幸福商数相对很低的人，忽然一天自己的股票投资大涨了10%，可能会兴奋地忘乎所以，幸福感突增到12，但第二天遇到一点点小小的不快，就会很快回到通常的5.5，或更低的不幸福状态。福商极低的人会因为芝麻小事而大发雷霆，或毫无缘由地悲哀抑郁，郁郁寡欢。

遇到不如意的事情并不是马上就要伤痛欲绝，或是闷闷不乐、郁郁寡欢、坐卧不安。即便是遇到了让人伤痛欲绝的事情，福商高的人也能更快地从伤痛欲绝的状态中走出来。

人生在世不如意十之八九，如何对待这些不如意，决定了一个人是否能保持健康的心态和幸福的心情。任何人都会并应当允许有情绪的起伏不平及日常的喜怒哀乐。但是福商高的人能做到相对的稳定，遇到生活中的挫折能够泰然处之，遇到不幸事件的发生能以积极的心态应对，最大限度地减少不幸事件对自己、对家人的负面影响。

结论：

（1）一个人主观感觉的幸福指数是多少，他的幸福商数就是多少。

（2）一个人的幸福商数可以通过自身的努力得到提高，从而感知更多幸福。

（3）提高幸福商数不需要除大脑和一颗挚爱生活的心之外的任何其他东西。

幸福商数 | 附言 postscript

希望寄托在
80后、90后身上

附言

想写这个题目是缘于当今流传于社会的对80后和90后的各种各样的负面报道，作者对诸如"垮掉的一代""不负责任的一代"等流行说法持强烈的否定态度。

作为一个80后的父亲，一个28岁成年男人的父亲，我最希望的就是80后的你们有一个幸福人生。我对你们的幸福感有一种天然的强烈的关心，因此想通过这本书告诉你们有个说法叫"幸福商数"，任何人都可以自觉地主动地通过学习、通过认知提高自己的"福商"。

那些说80后和90后是"垮掉的一代"的人们，请睁大眼睛看看这个世界。万一发生战争，谁来保卫你和我免遭外部敌人的侵犯和骚扰？一旦发生战争，80后和90后将无可争议地充当保卫我们和我们家人生命安危、捍卫国家领土领空领海的钢铁战士。

事实上，即便是此时此刻，那些守卫在东北茫茫雪原，巡逻在新疆、西藏、内蒙古的崇山峻岭、戈壁荒滩、无边草原，伫立在海岛边防哨位的人民子弟兵不全都是80后和90后那些可爱的年轻人吗？今天我们中国"最可爱的人"90%以上是80后和90后啊！

我们的武装警察和人民公安干警同样担负着保卫国家和人民生命安危的重任，他们不分昼夜、手持武器，时时刻刻巡逻在大街小巷，随时准备着同各种各样的刑事犯罪分子进行殊死搏斗。那些担负着大量日常工作且危险性极高的战士们也绝大部分都是80后和90后。

今天的中国虽然没有硝烟弥漫的战争，没有战场上的你死我活、流血杀戮，但是天灾人祸还是每天都在发生。在历次的抗洪抢险中，在近年来数次大地震发生的时候，在全国各地的大小火灾、矿难、意外事故中，还是我们的80后和90后冲在最前面。

查一查这些年在抗洪抢险、抗震救灾以及所有抗灾抗难中因公殉职的军人、武警、公安、消防烈士名单，毋庸置疑，为人民利益奉献了最宝贵的生命的人大多数还是80后和90后。

看看下面这些无可争议的事实：

80后、90后已经充当了中国数以万计的各类高科技工厂中最吃苦耐劳、最高效生产的中坚力量。到任何一个工厂去看看就知道了。生产线上、计算机前、办公室里，满眼都是80后和90后。

80后、90后也是第三产业生机勃勃的主力军。不管是皇城老妈还是麦当劳，不管是全聚德还是肯德基，每天为你送上笑脸，递上热毛巾，端上美食，甚至亲自为你做好每一块烧烤的人，还是这些可爱的80后90后们。

每天进出小区，80后、90后的保安小伙子们向我们敬礼致意，微笑点头。车开到加油站、洗车房，又是80后和90后的工人为我们加油、洗车。坐飞机、乘火车、住宾馆，到处都是80后90后围绕在我们身边，保障我们的生活、工作顺利如意。我们日常生活中的每时每刻都离不开80后和90后的服务，离不开他们的勤劳和汗水。

还有，近年来的世界冠军无可置疑全部都是80后和90后，也只能是80后和90后。听听这些响亮的让所有中国人骄傲的名字：姚明、刘翔、郭晶晶……他们个个都是让我们津津乐道，令我们在外国人面前骄傲自豪的世界级大牌明星。

打开收音机，打开电视机，走进电影院，那些活跃在舞台、荧屏、银幕上的还是让我们谈起来喜上眉梢的80后和90后们。他们的歌声、琴声、武技和舞技丰富了我们的精神生活，点缀了我们的业余时间。

80后和90后中当然也产生了并在继续产生着无数早晚会影响世界的作家、文学家、艺术家、导演等。

2008年的汶川大地震以及随后的北京奥运会，向全中国、全世界宣告了中国的80后和90后是怎样的人。且不说抗震救灾时政府派出的军队、武警部队、预备役部队、民兵队伍和所有专业救生抢险队伍绝大部分由80后和90后组成，后来自发产生的高达100多万的志愿者服务队伍中，主力还是80后和90后。

附言

我们的大学校园、高等学府更是 80 后、90 后的天下。几百万青年学子肩负的岂止是个人和家庭的期望,他们肩负的是全民族的期望,全中国对未来的期望!

中国的 80 后和 90 后是极有希望的一代,是传承了中国几千年文化传统的一代,是将积德行善、爱国爱家、助人为乐、舍己为人、敬老爱幼、见义勇为、乐善好施、勤奋好学、不畏艰险、不甘人后等优良品质发扬光大的一代,是终将不负众望的一代。他们是我们的骄傲和光荣,更是我们的希望所在!

有朝一日 80 后会是中国成千上万个大公司的董事长、总裁、首席科学家。

有朝一日 90 后会成为中国科学院院士队伍的主体成员,涌现出世界级的发明家、科学家。

有朝一日 80 后会占据这个国家所有的部长位置。

有朝一日 90 后会当上党的总书记。

有朝一日 21 世纪宝宝会是中华人民共和国的外交部长、国务院总理、国家主席。

……

毛泽东的一段话最能表达我的意思:"世界是你们的,也是我们的,但是归根结底是你们的。你们青年人朝气蓬勃,正在兴旺时期,好像早晨八九点钟的太阳。希望寄托在你们身上。"

80 后、90 后们,中国的希望寄托在你们身上!

幸福商数 | 附录
appendix

福商测试 25 题

就下列 25 个问题给自己打分，1～10 的范围，10 为最满意或是最同意，1 为最不满意或是最不同意。可以精确到 0.5。得出总分数除以 25 即为你的得分。测试结果同你感到的"主观感觉幸福指数"应当比较接近。

1. Most of the time, I have a great time!

    大部分时间我都很开心。

2. I am content with my professional career.

    我对自己的职业生涯感到满意。

3. I listen to my inner feelings and let them guide me.

    我倾听自己的心声，做自己内心想做的事情。

4. Every day, I laugh and smile a lot.

    每天我都会有很多次微笑和大笑。

5. I rarely become annoyed or angry.

    我很少生气或是感到烦扰。

6. People in general like me and my company.

    通常来说人们喜欢我并愿意与我为伴。

7. I don't get easily afraid of anything.

    我不轻易恐惧什么。

8. I rarely feel stressed out.

    我很少感到疲惫不堪。

9. I adapt easily to changing circumstances.

    我会轻松适应变化。

10. I don't feel the need to compete with anybody.

    我的人生是个很棒的历险且充满欢乐。

11. My life is a great adventure and so much fun.

    我不觉得需要同谁竞争。

12. I don't spend much time worrying.

    我不经常忧心忡忡。

13. I feel the world is beautiful and full of opportunities.

    我觉得世界是美丽的，充满机会。

14. I sleep very well at night and wake up refreshed.

    我常常睡得香，醒来清清爽爽。

15. I usually focus on the solutions, and not the problems.

    我通常集中注意力在解决问题上而不是只注意问题的存在。

16. I feel relaxed most of the time.

    我通常都挺放松。

17. I know my abilities and feel confident most of the time.

    我了解自己的能力，大部分时间很自信。

18. I feel mostly fine, even when I'm alone.

    我通常自我感觉良好，独处时也一样。

19. I have no regrets over past mistakes.

    我不懊悔过去曾犯的错误。

20. To me, arguments are a waste of time.

    对我来说争吵是浪费时间。

21. I'm always open to new ideas and concepts in my life.

    我喜欢接受生活中的新想法和新理念。

22. I live the way I choose and I let others do that, too.

    我过自己选择的生活，也尊重别人的选择。

23. I don't blame or intimidate others to get what I want.

    我不去责怪别人或威吓别人以达到自己的目的。

24. If I'm not happy about something, I take the initiative to change it.

如果我为什么事情不开心,我会想办法改变它。

25. I like myself the way I am.

我就喜欢自己这样子。

(以上福商测试25题英文原文引自美国网站 http://www.the-happy-side.com,中文翻译为作者平。)